语言行为方法

如何教育孤独症和相关障碍儿童

The Verbal Behavior Approach

How to Teach Children with Autism and Related Disorders

[美] 玛丽·林奇·巴伯拉(Mary Lynch Barbera)
[美] 特蕾西·拉斯穆森(Tracy Rasmussen) ◎著

SEEK 美国展望教育中心 ◎译

華夏出版社
HUAXIA PUBLISHING HOUSE

图书在版编目(CIP)数据

语言行为方法:如何教育孤独症和相关障碍儿童/(美)巴伯拉,(美)拉斯穆森著;美国展望教育中心译.—北京:华夏出版社,2013.1(2016年重印)

书名原文:The Verbal Behavior Approach: How to Teach Children with Autism and Related Disorders

ISBN 978-7-5080-7216-6

Ⅰ.①语… Ⅱ.①巴… ②拉… ③美 Ⅲ.①语言障碍-孤独症-儿童教育-特殊教育 Ⅳ.①H018.4 ②G76

中国版本图书馆CIP数据核字(2012)第240450号

语言行为方法:如何教育孤独症和相关障碍儿童

作　　者	(美)玛丽·林奇·巴伯拉　(美)特蕾西·拉斯穆森
责任编辑	刘　娲
出版发行	华夏出版社
经　　销	新华书店
印　　刷	三河市少明印务有限公司
装　　订	三河市少明印务有限公司
版　　次	2013年1月北京第1版　2016年7月北京第4次印刷
开　　本	720×1030　1/16开
印　　张	13.5
字　　数	174千字
插　　页	1
定　　价	36.00元

华夏出版社　地址:北京市东直门外香河园北里4号　邮编:100028
网址:www.hxph.com.cn　电话:(010)64663331(转)

若发现本版图书有印装质量问题,请与我社营销中心联系调换。

谨以此书献给我的两个儿子卢卡斯和斯潘塞！

是卢卡斯教会我如何毫无条件地爱，如何怀抱希望而不奢求，如何珍惜一路上的点滴进步。

斯潘塞是卢卡斯最好的弟弟，是全世界最体贴、最会照顾人、最好笑和可爱的八岁男孩！

目　录 CONTENTS

中文版序

美国展望教育中心的宗旨是为社会大众提供以爱心为本、实证科学为准则的先进干预服务，致力研究提升干预的科学及方法，并且积极推动专业人才培训和家长教育。近年来我们寻找优质科学的特殊教育类书籍，并翻译为中文，期盼与众多华人家庭、专业人士和学者们同享科学进步的果实。

教孤独症孩子说话绝非易事，但在语言行为方法下，这项任务的困难程度大为降低，孩子、家长、老师可以成为三方赢家。自 2008 年起，美国展望教育中心采取语言行为（Verbal Behavior, VB）教学取代原有的回合式教学（Discrete Trial Training, DTT）[①]。根据我们所收集的个案数据与家长的反应，证明学生都有显著的进步。语言行为方法以生动活泼的教学，零错误正向方式及灵活的言语干预项目建立课程，可以让我们得到既愉快又有效的成果。多年来，我们在孤独症干预教学过程中听到家长们的心声，他们说，市面上语言教学的书籍很多，但是很难找到既浅显易懂又有效的参考书籍。我们选定的这本《语言行为方法》，作者既是一位母亲也是一位专家，她知道每一种角色面临的挑战，也知道如何化不可能为可能，所以，我们推荐并出版这本书的中文版。

翻译的过程遇到一个顾虑，书中举例，包括人、事、物、地、歌曲、

① 编注：回合式教学在大陆也译为“回合试验教学”、“分解式尝试教学”，或“离散单元教学”，在台湾多使用“单一尝试教学”的译法。

游戏、玩具等等，都是美国的，中文读者会不会有隔阂感或无法领会呢？我们试图在必要的地方修改为华人熟悉的表达方式；但有些地方为了准确传达作者原意，保留美式用语，另加解释。相信致力于帮助孤独症儿童，正在阅读本书的家长和老师们，能够从这本入门书籍举一反三，通过语言行为途径得窥行为科学的奥妙。

参与本书翻译工作的有彭雅真（BCBA）、林珊（MA）、柯淑惠（BCBA）、陈辉鸿（BCBA）等。

感谢中文版《语言行为方法》背后的推手：展望教育中心美国和台湾团队的老师们和最重要的、不断督促我们翻译出版书籍与教材来帮助孩子学习的家长们。

美国展望教育中心

于美国加州洛杉矶

2012 年母亲节

致　谢

首先要感谢我先生查尔斯（Charles）和儿子斯潘塞（Spencer）在我们这一路懵懵懂懂的孤独症旅程中，给了我爱和支持。谢谢他们让我在热忱帮助卢卡斯（Lucas）的同时，也帮助许许多多的孤独症孩子。还要谢谢很多人，他们和我一样对卢卡斯付出那么多的爱和关怀。

我要感谢特蕾西·拉斯穆森（Tracy Rasmussen）协助我撰写这本书。五年前为了写一篇孤独症的报导，特蕾西通过本地的报纸到我家采访，我们就这样认识了。是她最先建议我写一本书，而且答应帮忙。如果没有她谦和的指导和协助，让我把想法清楚地写出来，那么这本书绝不会进入写作流程。所以，谢谢特蕾西的支持和鼓励，让本书得以出版。

还要感谢数以百计的专业人员，他们教我学会了我所知一切有关孤独症、应用行为分析和语言行为的知识。特别感谢那些协助成立并持续支持宾夕法尼亚州语言行为计划的专业人士。

特别感谢杰西卡·金斯利出版社（Jessica Kingsley Publishers），尤其是海伦·伊博森（Helen Ibbotson），正是她同意出版这本书，又尽力让本书迅速问世。我还要感谢马克·松德博格博士（Dr. Mark Sundberg）、文森特·卡蓬博士（Dr. Vincent Carbone）、里克·库比纳博士（Dr. Rick Kubina）、詹姆斯·科普兰博士（Dr. James Coplan）、阿米里斯·迪普哥莉亚博士（Dr. Amiris Dipuglia）、玛丽亚·林奇（Marie Lynch）、凯西·亨利（Kathy Henry）、特塞拉·奎特库斯基（Teresa Kwitkowski）、吉尔·马洪（Jill

Mahon）、温迪·尤卡维奇（Wendy Yourkavitch）、卡萝尔·戴诺森蒂（Carole DeInnocentii）、莉萨 · 戴蒙娜（Lisa DiMona）。感谢阅读本书手写初稿的霍利 · 基布（Holly Kibbe），她提供了宝贵的意见，让初稿改得更好。

最后，我要感谢卢卡斯让我藉由他来学习，学习怎样用最好的方式教他，怎样用最好的方式教别的孩子。你是个让人惊奇、既勇敢又美好的孩子，你触动了许多人的生命。在你短短十年的人生里，你真真实实地带给了这世界一点改变，我从心底深处爱你。

序　言

玛丽·巴伯拉写的这本书不仅内容清晰而且非常实用，可以成为每天面对挑战的家长及专业人士教导孤独症或其他发展障碍儿童语言的参考。这本书有坚实的概念与实践基础，是建立在斯金纳（B.F. Skinner）最先提出的关于学习和行为的理论。由伊瓦尔·洛瓦斯（Ivar Lovaas）最早发展出的回合式教学和应用行为分析（Applied Behavior Analysis, ABA）治疗策略已经广为人知，其策略核心也是建立在这些原理之上的。行为疗法是如此成功，以至于1999年美国公共卫生署（Surgeon General of the United States）得出结论：应用行为分析是孤独症儿童的治疗选择（Rosenwasser, Axelrod 2001）。

斯金纳广泛研究语言这个主题，1957年出版了《语言行为》（Verbal Behavior）一书。他多次表示，坚信那本书将是他最重要的成就（Skinner, 1978）。在《语言行为》一书中，斯金纳提供了详细的行为分析，告诉我们语言是由什么组成的。该书很重要，因为语言是人类行为最重要的一个部分。语言使我们能和他人沟通，表达我们的感觉，使我们的需求被他人知道，和他人建立有意义的关系，反馈他人说的话，从而更加了解这个世界。语言也构成了教育、知识、智力、思考和社会行为的基础。简单来说，语言是人类行为的基石，所以一个孩子若不能以通常的模式获得语言技能，那他将会面对严重的发育和社交障碍。

语言迟缓和障碍是孤独症的主要特征，直接影响智力和社交行为等其他重要技能。因此，对孤独症儿童来说，任何一个干预计划最重要的一环，就是及早开始发展有效的沟通技能。然而，对父母来说，各式各样的治疗方法和专家对于语言干预的各种意见通常使他们不知所措。父母很难判断哪一种干预方式会产生效果，宝贵的时间往往因此而浪费掉了。总体而言，行为分析尤其是语言行为分析，可以避免或减少这种情况的发生。行为分析拥有几十年的实证研究，为专业人员和家长提供了一套扎实的语言评估和干预方法。像越来越多的家长和专业人士一样，本书作者也发现行为分析和语言行为分析深具价值和成效，可用做孤独症儿童日常干预的指引。

将斯金纳的语言行为分析理论加以应用，即语言行为方法的基本要素，最早由西密歇根大学（Western Michigan University）的杰克·迈克尔博士（Dr. Jack Michael）于 20 世纪 70 年代发展出来。然而，语言是复杂的，早期版本的语言行为评估和干预计划并非为家长设计的，而是给受过正式语言行为分析训练的专业人士用的。过去 25 年里，虽然我们试图将教材变得更简单易懂，但是对我们这些习惯于使用行为科学专业术语，长期运用语言分析专业工具来讨论人类复杂行为的人来说，这种尝试有时候很困难。

本书作者所描述的基本原理和程序尽管不是最新的，但她用清楚的解释、真切的生活实例和通俗的讲解说明，将专业而复杂的孤独症儿童语言干预方法传授给读者。阅读这本书后，父母和专业人士就可以立即安心地应用语言行为方法，因为这背后有行为分析科学实证的支持。作者玛丽有着孤独症儿童母亲的独特视角，能向读者提供第一手观点。读者可以从书中看到养育一个孤独症孩子所面临的艰辛，看到她是如何走过各种所谓“神奇疗法”的迷宫，找到正确的出路。玛丽同时也是一位注册护士，她的先生是一位医生，他们学习行为分析起初是为了帮助儿子卢卡斯，但后来他们发现行为分析是如此有用，因此，玛丽开始致力于帮助其他家庭学习这些方法。她已经成为认证行为分析师（Behavior Analyst Certification Board, BCBA），发表过以语言行为方法所做的实证研究，现在又写了这本书，清晰地讲解了语言行为干预计划的基本要点。

在本书中，玛丽循序渐进地描述了教学程序和详细的实战例子，这对现有的应用行为分析教材和对治疗语言迟缓及障碍儿童的干预都是一大贡献。她的书通俗易懂，引人入胜，表达出了非常丰富的内涵。毫无疑问，这本书一定会对许许多多孤独症儿童产生巨大的影响。

马克 • 松德博格博士

（Mark L. Sundberg, Ph.D, BcBA）

松德博格联营公司，美国加州

参考文献

Rosenwasser, B. and Axelrod, S. (2001) "The Contributions of Applied Behavior Analysis to the Education of People with Autism." *Behavior Modification*, 25, 671–677.

Skinner, B. F. (1957) *Verbal Behavior*. New York: Appleton-Century-Crofts.

Skinner, B. F. (1978) *Reflections on Behaviorism and Society*. Englewood Cliffs, NJ: Prentice-Hall.

前　言

我是一个拥有十多年工作经验的注册护士，丈夫是职业医师。当丈夫提到我们21个月大的儿子可能是孤独症时，我像所有父母一样，感到既困惑又生气。

老实说，我当时对孤独症的认识非常少，而且从来没想过我的第一个孩子竟然会是不完美的。

那到底为什么我的先生会认为我们的儿子有孤独症呢？

他指出，卢卡斯太喜欢看电视而不喜欢玩玩具，有时卢卡斯看起来根本就是活在自己的世界里。当时，我不愿意思考这个可能，我认为卢卡斯有语言，可以说出10个单字，对一个不满2岁的孩子来说并没有不正常，而且他是一个温暖可亲的小宝贝。卢卡斯不符合我脑中对孤独症的印象，他不会打自己的头，不会摇晃身体，也没有表现过任何我认为是孤独症的行为。

那天我告诉丈夫，他一定是疯了才会讲到孤独症，卢卡斯没有这个问题，而且我永远都不想再听到“孤独症”这个词。可我没有料到，一年后，孤独症和各式各样的治疗会逐渐占据我的生活。

不久，我不情愿但又不得不承认，其实我并不清楚孤独症婴幼儿的表现究竟会怎样。我告诉自己，丈夫可能比我更有能力对卢卡斯这么大的孩子应该有的行为做出判断。

于是，我丈夫的那些看法促使我开始仔细观察卢卡斯，看他和这个世界有哪些互动，缺乏哪些互动。每当卢卡斯表现出奇怪的举止时，我就想到孤独症。比如，他把玩具有规律地从一个篮子移到另一个篮子，我就会不禁想，“难道……”；若他玩一条从椅子上垂下来的绳子好几秒钟，我就会担心，“他可能……”。

“孤独症、孤独症、孤独症”，这个词不断在我脑中盘旋，我只能靠着希望有一个正常而不是孤独症的孩子的想法，把这个词赶出去。但是，卢卡斯的确有孤独症，而我只是在将头埋进沙子里，逃避且否认事实的做法并没有帮助卢卡斯进步。

事实上，我的态度让他变得更糟。卢卡斯的语言能力和同伴越差越远，直到我无法否认他追赶不上了，那个时候他两岁半。托儿所的其他孩子会跑去问父母他们可不可以去朋友家，会说完整且生动的句子。在卢卡斯的同龄小朋友会说一句一句的话，能和其他孩子建立关系的时候，我的目标却是教会卢卡斯说“球”。因此，我没有办法再继续否认，只能选择走回现实。

从那时起，除了妈妈的身份外，我也逐渐成为儿子的教练，与外界联系的代言人。

早期诊断和治疗的重要性

我开始面对现实是在 1999 年，那时候要得到诊断并开始接受治疗必须花上好几个月的时间。回想起来，当时的孤独症诊断系统效率缓慢，会浪费好多宝贵的时间。如今，某些孩子在 18 个月到 2 岁前就可得到诊断的例子已不新鲜，但是在 90 年代中晚期，很少有专家愿意或有能力对 3 岁以下的孩子下诊断。近几年的研究都已证实，早期诊断和早期密集干预将会有最好的长期效果。

即使研究证明早期诊断和干预是关键，大多数孩子也还是在 2 岁后才得到诊断，大部分原因是儿科医生和父母并没有注意到孤独症表现出的早期警示信号（请参考 www.firstsigns.org[①]，该网站有一般幼儿发育标志和孤独症表现的早期警示信号）。雪上加霜的是，有资格且愿意为孤独症幼儿做诊断的专家通常都需要预约，等待的时间约一年左右。

若卢卡斯更早接受诊断和治疗，他七年前的进步速度可能会更快，而我也可以早一点学到最好的疗法并更快地付诸实行。但是许多研究和教材都是最近几年才出现的，其中就包括了凯瑟琳·洛德博士（Catherine Lord）和丽贝卡·兰达博士（Rebecca Landa）对早期诊断质量的重要研究成果。此外南茜·怀斯曼（Nancy Wiseman）也在 2006 年出版了《这是孤独症吗？诊断和干预指南》（*Could It Be Autism? A Parent's Guide to First Signs and Next Steps*）一书，这些都为父母提供了重要的信息来源。

卢卡斯最后是在 3 岁 3 个月而不是 21 个月大时，得到了确诊并接受干预，从此我开始了一心一意为孩子追寻最好治疗的历程，这也是我学习及最终成为一名语言行为咨询师的起点。

由家长到“专家”身份的转变

在 20 世纪 90 年代末，我得到许多不同的治疗信息，但是我不知道从哪里开始。我变成了那种狂热型的家长，只要一有空，每一个研讨会我都去听，且每回都坐在第一排。我开始念每一本相关的书，而且非常依赖前辈家长的经验来帮助儿子。

我想以自己的所学去帮助其他人。2000 年，我成为柏克斯郡孤独症协会（Autism Society of Berks County）的第一任会长。不断有父母找我寻求协助和支持。我不想眼看着其他父母独自去面对自己孩子是孤独症的残酷事实，也不想看着他们独自去摸索各种疗法。对我来说，帮助卢卡斯和其他人的最好方法，就是继续进修。2003 年，我成为认证行为分析师，开始在孤独症这个领域工作，主要应用语言行为方法。从 2003 年

①原注：提供正常发育儿童各年龄段里程碑式的标志，可用于早期诊断孤独症。

开始担任宾夕法尼亚州语言行为项目的首席分析师以来，我已经培训了数百位人员，且很荣幸地接触干预了许多孤独症谱系障碍儿童，以及一些唐氏综合征和其他发展障碍学生。

很多父母都会问我一个简单的问题：我该从哪里开始？他们告诉我孩子越来越落后，会突然发脾气，没有语言，着迷于各种怪异事情……那就像七年前的我，根本不知道该从哪里下手。

因此，我决定要给出一个简单的方法帮他们入门。这本书为许多非常复杂的治疗提供了一个简化的版本，而我相信这正是父母和专业人士都需要的。现在，我将平日里给予其他家长和专业人员的那些建议传授给你。假如我的姊妹或最好的朋友也有新近被诊断为孤独症或其他语言发展障碍的孩子，那么，我给予他们的帮助建议也同样会在本书中找到。我会向你详解这些内容，提供我身为一个家长兼专业人士的建议。

本书将会以浅显的语言讲解如何运用应用行为分析和语言行为方法的原理，来帮助有各式各样问题的儿童，包含孤独症、唐氏综合征、发展障碍或单纯的语言迟缓。最近的一个初步研究显示，语言行为方法甚至可能可以预防高危婴幼儿成为孤独症儿童（Drash & Tudor，2006）。

当家长们问我该从哪里开始时，运用语言行为治疗就是我的答案。本书会用简单清楚的教学来详细回答这个问题。

本书中的内容都是我从国际公认的专家那里学到的，包括杰克·迈克尔博士、马克·松德博格博士、文森特·卡蓬博士、霍利·基布女士、布赖恩·艾瓦塔博士（Dr. Brian Iwata）、格伦·莱瑟姆博士（Dr. Glen Latham）、伊瓦尔·洛瓦斯博士、理查德·福克斯博士（Dr. Richard Foxx）、布里奇特·泰勒博士（Dr. Bridget Taylor）、迈克尔·米克洛斯（Michael Miklos）和里克·库比纳博士。我也从同行和孤独症孩子父母身上学到很多，我们每天在个案中颠簸前行，努力找出帮助每个孩子的方法。当然，我从孤独症儿子卢卡斯身上可能学到的最多，他直至今天仍在每时每刻地教我。

第一章　从ABA谈起

我的孩子卢卡斯所使用的疗法最初是基于伊瓦尔·洛瓦斯的研究成果——应用行为分析方法（Applied Behavior Analysis, 以下简称 ABA）。1999 年，凯瑟琳·莫里斯（Catherine Maurice）的两本著作《让我听见你的声音》[①] 和《孤独症儿童行为干预》（*Behavioral Intervention for Young Children with Autism*, Maurice, Green and Luce, 1996）给包括我在内的众多家长留下了深刻印象，以至于当时几乎所有在做 ABA 的人都使用洛瓦斯的方法。

1987 年，洛瓦斯博士对 59 名孤独症孩子进行研究，试图寻找他们学习的最佳方法。他发现，其中 19 名儿童每周接受 40 小时一对一的 ABA 治疗所取得的效果最佳。该组中将近一半（47%）的儿童从一年级开始已与同龄人无异。这项研究勇开先河，为刚被确诊为孤独症的儿童家长带来了希望，指明了方向。

1993 年，洛瓦斯和他的两名同事进行的后续研究显示，那些在最初研究中“表现突出”的孩子们在 13 岁之前依然保持良好状态。他们不需要帮助或其他特殊教育，就能在普通教室里接受正规教育，而且看不出来与同龄人的差别（McEachin, Smith and Lovaas, 1993）。读完洛瓦斯的研究成果后，我觉得 ABA 能够提供帮助而且成功机会最高。对我而言，找寻最好的治疗方案非常重要，就好像如果我的孩子得了严重疾病，例如

---

① 编注：原书名为 *Let Me Hear Your Voice: A Family's Triumph over Autism*，中文版 2013 年由华夏出版社出版。

白血病，我会尽我所能找寻最有治愈成功机会的治疗方法。虽然孤独症的治愈几率很低，但我要的仍是让卢卡斯最有希望过普通生活的疗法。

ABA 的研究其实远比洛瓦斯涉及到的要深入很多。伴随着 ABA 在新一代孩子身上的实践，这项技术的应用也在成长，有数百个正式发表的研究证明它是教育孤独症儿童的有效方法。事实上，在经过研究而证实成效的疗法方面，没有哪一种疗法的成功率赶上 ABA。1998 年的一项研究成果显示，洛瓦斯模式的 ABA 疗法符合长期成本效益，尽管它的短期花费高昂。该研究显示，如果在儿童成长期集中使用这种教学法，只有少数儿童在小学一年级至成年之间还需要康复服务（Jacobson, Mulick and Green, 1998）

不幸的是，孤独症儿童往往无法得到最好的治疗。为孩子做出诊断的是医学专业人士，但是为他们提供治疗方法的通常却是教育专业人士，而在什么才是合适和划算的治疗方法上，教育界人士会有自己的想法，即使该疗法并不是最成功的。这种事情就发生在卢卡斯身上。在美国，孤独症儿童有权接受免费、合适的公立教育（Free Appropriate Public Education, FAPE[①]）。有人早先对我解释说，卢卡斯并没有权得到凯迪拉克式的昂贵教育，他的权利只限于雪佛兰式的教育服务而已[②]。

一个 3 岁儿童，每周接受四十小时一对一 ABA 治疗的费用非常昂贵，因此，很多教育机构宁愿把钱花在其他也被认为同样属于“适当”的干预项目，例如语言治疗、职业治疗、杂烩式的特殊学前教育等。

我儿子的整个未来岌岌可危，我却被告知要把“最好的”这个词从我的词典中删掉，至少在教育界人士面前，我得删掉这个词。

① 编注：FAPE 是美国残疾人教育法案中六个原则之一，意指所有残障类别的儿童享有与非残障儿童一样的受教育权，保证其获得适合个人需求的教育。学校必须为特殊儿童提供特殊的指导和相关的服务，以帮助他们更好地接受教育、就业和独立生活。

② 译注：凯迪拉克比雪佛兰昂贵高档，此处指 FAPE 的支出低于 ABA 的支出。

我想让卢卡斯从 ABA 疗法中得到迈向成功的机会，因此，我安排了三个治疗师协助卢卡斯，另外从一所仿效洛瓦斯疗法的机构请来一位咨询师，每月来家里一趟，指导我和那三名治疗师。

这个决定使卢卡斯和我都有了进步，我的进步之一就是发现了另一种形式的 ABA 疗法对孩子的帮助更大。本书所述的就是这种形式的 ABA——语言行为方法。

语言行为方法

语言行为方法（Verbal Behavior，以下简称 VB）基于各种 ABA 研究的成果，它能提高孩子学习的功能性语言的能力。

VB 是对 ABA 疗法的一种扩充，它教给孤独症及发育障碍儿童各种技能，包括其中最重要的语言技能。VB 把语言看做一种可以塑造和强化的行为，它不仅要关注孩子在说什么，更关注他为什么要使用语言。

VB 是十几年前从 ABA 的基础教学中衍生的一种新颖且流行的方法。虽然 VB 是 ABA 领域中的后来者，但它不仅植根于 ABA，同时扩展使用了斯金纳博士所著《语言行为》（Skinner, 1957）中提出的概念。

《语言行为》是一部很艰深的学术著作，这可能也是它几十年来被忽略的部分原因所在。直到西密歇根大学的杰克 · 迈克尔博士和他的学生马克 · 松德博格使用《语言行为》中的一些概念来教育发展迟缓儿童之前，几乎没有人注意到语言行为的干预方法。

20 世纪 70 年代后期，VB 评估方法的早期方案最早在西密歇根大学出现，并通过测试。堪萨斯大学（Kansas University）的乔 · 斯伯拉德林博士（Dr. Joe Spradlin）对此也作了很多贡献。马克 · 松德博格的博士论文《运用手语既斯金纳语言行为分析所发展出的语言行为技能》

（Developing a Verbal Behavior Repertoire using Sign Languge and Skinner's Analysis of Verbal Behavior）于 1980 年完成，该论文比 VB 广泛应用于治疗孤独症儿童早了将近 20 年。

直到 1998 年，松德博格和詹姆斯·帕廷顿博士（Dr. James Partington）的三部著作出版后，孤独症儿童的父母才开始对 VB 感兴趣。三部著作中最主要的是《教孤独症和其他发展障碍儿童学语言》(*Teaching Language to Children with Autism or Other Developmental Disabilities,* 1998)，最受欢迎的是《基本语言和学习技能评估》（*Assessment of Basic Language and Learning Skills*, 以下简称 ABLLS）。

ABLLS 可以作为一门课程、一个评估标准和一种技能追踪形式，它包括一系列程序，需要一个非常熟悉儿童的成年人来完成。使用 ABLLS 进行首次评估需要三四个小时。一旦完成了对孩子各种技能的评估，就要开始找出干预的方法。

尽管 ABLLS 对于受过 VB 训练的咨询师来讲是一个很好的工具，但是对于没有 ABA 背景的家长来说却极具挑战。即使过去和现在都有很多家长表示对 ABLLS 感兴趣，但是该评估形式让很多家长和专业人士望而生畏，无法完成。以我个人经历为例，曾遇到过好几位家长把 ABLLS 退回给我，说他们不明白怎么使用。

到 2000 年初，才有更多的人开始使用这种新方法，它的惊人效果也开始得以广泛传播。

孤独症儿童的父母会不远千里地跑去聆听卡蓬、松德博格和帕廷顿等人关于语言行为的讲座。参加完研讨会，观看了接受 VB 治疗的儿童们取得进步的录像带之后，这些家长带着振奋和十足的信心回家。他们购买 ABLLS 教程，开始学习怎么教育孩子。ABLLS 的流行和这种新方法在家长中的普及，使很多干预计划的重心产生非常重要的改变，从回合式教学或洛瓦斯方法转向 VB 方法。我相信讲座和研讨会提供的信息，以在洛瓦斯模式中，大人从认知层面看待表达性语言，在开始教导无口语儿童时，并不直接教他们表达性语言。不会使用语言的儿童在开始接受洛瓦斯式训练的时候，并没有从教师那里得到其他的沟通方法。洛瓦斯的咨询师希望孩子先学习遵从非口语的要求，如模仿动作和物品配对练习。洛瓦斯式训练很少教孩子手语，不过如果孩子能够遵从目标后，若还是无法发展出口语，洛瓦斯咨询师就会运用图片交换系统（Picture Exchange Communication System, 简称 PECS）。传统的回合式教学还会忽略同一词汇的不同语言功能，至少在前几个月的治疗中没有涉及到这方面的内容。

不用 VB 方法的人往往把语言分为接收性语言和表达性语言。你收到的关于孩子的语言能力报告可能说，他的接收性语言能力相当于 2 岁 2 个月大的孩子，而表达能力相当于 15 个月的儿童。还可能告诉你说，他会讲“球”、“猫”和“妈妈”这几个词，但是说的次数很少。这些信息虽然能够表明一些基本情况，但是无法鉴别孩子有哪些强项，或鉴别孩子的哪些能力需要培养。

而在 VB 训练中，如果一个孩子不讲话，他马上会被教导用其他沟通方式，通常是手语，来表达他的需求和欲望。如前所述，索要技能的训练是 VB 课程最先开展的内容。

如果一个孩子发不出声音，那么，要紧的是教他使用另外的方式来表达需求，这样才能使整个课程进行下去。

回合式教学在孩子遵从地完成许多模仿和配对等接收性语言技能之后，给予奖励。而 VB 方法则让孩子把更多的时间花在表达性语言技能的训练上，例如请求、标识、歌词填空等等，再逐步学习更高级的沟通技能。

虽然两种模式都有效果，但是在我的咨询经历中，孩子和专业治疗师更愿意接受 VB 模式。任何一个训练计划，不论是 DTT 还是 VB，都会有很棒的课程、咨询师和治疗师；同样，不论什么训练课程，也都可能有好心办坏事的情况出现。本书的目的不是在孤独症或 ABA 学派内进行划分比较，而是概括地描述 VB 方法，让家长和专业人士有一个基本的了解，并能立刻运用其中的一些内容。

我们要真心地感谢伊瓦尔·洛瓦斯博士，他在孤独症儿童身上运用了 ABA 的方法，这项开创性的工作让我们看到了希望。他不仅让我们认识到孤独症儿童能够学习，而且还开创了教育他们的基础形式。过去几十年中有关动机、要求、语言操作、零错误教学和强化等领域的研究，都是从洛瓦斯博士的工作成果延伸出来的。

一些反对 VB 方法的批评人士指出，由于缺乏大样本对照研究（类似 1987 年洛瓦斯发表的研究）来证明 VB 的效果，所以我们应该继续使用严格的洛瓦斯模式来治疗孤独症儿童，专业工作者应劝告家长远离 VB 方法。但是孩子们没有五年、十年甚至二十年的时间来等待大量的比较研究结果，那种说法对于孩子的康复目标适得其反。VB 模式建立在现有的科学研究基础之上，并且已经有几十个个案和多样本研究证明其对孤独症儿童的效果。我认为，家长和专业人士需要用已有成果并不断更新的研究来帮助孩子。所以，没有理由继续等待而不去使用 VB 方法。

不用 VB 会陷入哪些误区

我开始做咨询工作时，在那些未使用 VB 方法的学校和家庭中发现了许多常见错误。客观地说，这些计划课程不是由一些有资质的专业人员负责督导，而是由某些出于好意、尽力想为孩子做事的好心人负责，但好心人恰恰会犯一些关键的错误。举例来说，DTT 的基本要求包括让孩子到桌旁来完成一些任务。在这个过程中，一些工作人员和家长被孩子的哭叫吵闹搞得情绪大坏，会在这个孩子一边哭哭啼啼一边开始拼拼图时，就给他奖赏。在这个例子里，大人给的奖赏实际上反而塑造了负面的哭闹行为。

我见过一些例子，大人给孩子的任务太难，时间太久，或强化太弱。我还见过大人给不会发声的孩子做接收性语言、配对和模仿技能的训练，却没有给孩子做表达性技能的训练，结果孩子们依然不会发声。

我也见过更有害无益、不是以行为疗法为基础的课程。孩子们实际上可能看起来表现良好，但是如果不知道如何引导孩子沟通，不知道他的哪些技能需要进行针对性训练，那么，把孩子培养成一位主动学习者、能具体记录下他在语言上有重大进步的机会是很渺茫的。在这些不拘一派，不以行为科学为基础的课程训练中，孩子们要跟随成人学习介词、时态和方位等复杂的技能。我观察过一个不发声的 2 岁孩子学习代名词（轮到你、轮到我）和介词（如，“把小熊放在箱子上”和“把小熊放在箱子里”）的训练。这个孩子既不会说任何话也不会打出任何手语，这种情况下给他指令，要他学着说“我还要积木”显而易见是不可能的。非行为基础的训练很少记录相关数据，其取得进步的速度很慢，而且很难测量。

向 VB 模式转变

卢卡斯接受洛瓦斯模式的 ABA 训练达半年之久，每周 35 个小时的训练从不间断，就在我认为已经取得成功的时候，我的一个朋友去参加了一场文森特·卡蓬博士讲述利用 VB 方法训练孤独症儿童的研讨会。后来那位朋友的简单说明促使我做出决定，把卢卡斯的课程计划从 DTT 转向 VB。

我确定的是，拥有回合式训练背景非常有助于转向 VB。感谢洛瓦斯工作点的咨询师科琳·克兰（Colleen Kline），在转到 VB 时，我已理解辅助、撤除、数据收集和强化等工作的复杂性。我在 2000 年听闻 VB 方法之后，更换了服务机构，开始用新泽西州罗格斯大学（Rutgers University）的孤独症训练计划，请他们来做家庭咨询服务，并由此开始了我的 VB 学习。

如前所述，VB 方法是 ABA 的一个分支，与标准的 DTT 相比，VB 比较容易掌握。很多受过自然主义技术训练的语言病理学家（Speech-Language Pathology, SLPs）经常建议家长远离 DTT，但他们发现转用或融入 VB 方法却很容易。对语言病理学家来讲，虽然 VB 的专有术语可能是新的知识，但是 VB 方法通常都比传统的 DTT 更容易让这些语言治疗师借用到实际教学中。

这并不是说实施 VB 方法很轻松。实际上，VB 方法非常复杂，往往需要一名认证行为分析师（以下简称 BCBA）或认证副行为分析师（Board Certified Assistant Behavior Analyst, 以下简称 BCaBA），而且是具备语言行为专业能力的分析师，来指导工作人员及治疗师。他们还必须根据孩子的进步程度，更新孩子的课程进度。

这些咨询费用对于因为孤独症已经出现财务压力的家庭而言，高得让人望而却步。虽然在最先进的语言疗法中，家庭需要专业的 BCBA 提供持续的训练和调整，但我们仍然可以先开始比较简易的训练课程，好让我们看到这项疗法的效果。简易课程有了初步成果，就能帮助家长判断 VB 是否适合自己的孩子，在还没有 BCBA 或 BCaBA 的情况下争取到时间，开始一个课程。

现在有关 VB 的信息很容易得到，但要真正了解还是有点困难与复杂。事实是，我在学习了 VB 方法并在几年后成为一名认证行为分析师后才发现，VB 方法其实可以分解为一些简单的步骤，让父母和专家清楚地了解如何施行一套 VB 方法，进而帮助孤独症或任何有发育障碍和迟缓的儿童。

尽管 VB 是一个新概念，但它并不是赶时髦。它建立在科学原理之上，符合斯金纳关于 ABA 教学的所有观点，并且因为融入了斯金纳对语言行为的分析，增加了斯金纳提倡的 ABA 的内容。

我现在是一名认证行为分析师，工作是走进教室，为 3 岁及以上的学前儿童设计 ABA/VB 干预计划。曾经还有父母怀疑自己 8 个月大的孩子有孤独症，请我为孩子做评估，我建议他们使用 VB 方法帮助幼儿。我提出过一些建议，教家长如何与孩子产生互动，如何丰富他周围的环境，如何找出孩子喜欢的是什么以帮助他学习。因此，任何时候学习本书中讲述的技巧都不嫌早。

我还为 10 岁、15 岁和 20 岁的孩子设计过不同的训练计划，他们同样能从这种新型的 ABA 疗法中受益。

作为一名认证行为分析师，同时也是一名 10 岁孤独症孩子的母亲，我认为 VB 方法是迄今为止对不具交谈能力的孤独症、唐氏综合征和其他发育障碍孩子的最有效方法。尽管 VB 不折不扣是一种行为科学方法，但它也让孩子成为自己学习之路的带领者，因为它使用对孩子有激励作用的事物，让孩子走向自主学习之路。孩子的沟通能力被清晰地分解为不同的功能分段，这让治疗师容易评估孩子的语言，容易据此设计孩子的语言学习课程。在 VB 方法中，语言和行为如同一枚钱币的两面，可以同时得到治疗。

VB 方法除了在自然环境中教孩子提出要求和其他泛化技能之外，孩子最后会有大部分时间都坐在桌旁，以便在不断的重复中学习。也就是说，VB 方法其实也采用回合式教学的方法，但是最终结合了各种技术，这就是 VB 最好的地方——很灵活，机动性高。你可以跟孩子在家里、餐厅和超市使用该方法，而且治疗师和其他专业人士跟孩子工作的模式会和家长所用的方式完全相同。

所有与孩子相处的人都采用同一套标准，考虑同样的诱导因素，为同一套目标体系制定计划。如此，孩子能够也一定会进步。

VB 还有一套用来整理记录和跟踪孩子进步的方法，以便家长知道何时转变训练目标，改变训练内容，让孩子继续进步。总体而言，记录并不繁琐，从而能保证将大量的时间花在孩子的干预上。

写作本书的目的就是进一步分解 ABA 和 VB 中的各个组成部分，让人人都可以开始运用 VB 的策略，提高教学训练的效果。

本书旨在为家长指出一条道路的起点，或一个前进的方向。它给陪护幼儿行为障碍者的人提供一种资源。我希望家长和专业工作人士读了这本书之后，能够增加 ABA 和 VB 的知识，进而更有效地帮助孩子们。

接下来，让我们开始学习之旅。

第二章　ABA入门

约翰尼 3 岁，很难管教。带他去公共场所，他会咬他的兄弟姊妹，若不顺他的意，他就躺在地上哭闹。约翰尼能讲的字词大概有五个，但他只会反复一直说，而无法恰当地使用。

约翰尼被确诊为孤独症儿童，父母因此深感挫折。

老实说，他自己也很受挫。

约翰尼说得出几个词，但不会用。他没有其他方式可要求自己想要的东西，所以约翰尼也很苦闷。

父母对于怎么控制他的问题行为毫无头绪，更不知道如何开始教他做点什么。

一般家长会试图拿出各种强硬的管教手段，例如隔离、数到三、威胁、吼叫、说不、贿赂小孩顺从（如果你上车，我就给你棒棒糖），或者把孩子直接带离那个现场。

然后，很多家长会惊讶地发现，那些问题行为（即使是普通孩子的问题行为）不但没停止，有时还变得更糟。

这种现象的成因是，儿童把行为当做沟通方式。你只要懂得他们的行为语言，就能采取对策减少问题行为，增加良好行为。

就这么简单，像英文字母从 ABC 开始一样，这就是应用行为分析的入门概念。

在开始孩子的干预计划前，一定要了解孩子的行为功能是什么。他想要让你知道什么？一旦你能分析他某个行为的功用，便能针对那个行为进行干预。

仔细瞧瞧孩子的行为。好，如果我说只要你今天和孩子“友好”共处一天，孩子没有任何问题行为，我就给你一千元，你会怎么做来确保达到目标？

你多半会允许孩子那天想做什么就做什么，让他玩计算机，或把恐龙巴尼[1]录像带倒带一百遍。你答应他随便吃垃圾食物，还提供他爱喝的饮料。此外，孩子可以一整天都不必和别人相处，或只跟他选择的人相处。

他不但得到所有想要的待遇，而且还不用做任何不想做的事情。他不必自己穿鞋，不必好好坐在晚餐桌旁，连洗手都可免了。你知道如果那天完全让孩子为所欲为，同时不给他任何任务的压力，你就会赢得那一千元。

这个原则正是 ABA 和 VB 方法的核心所在。我们在训练之初就让孩子的需要得到满足，而且他不必干他不喜欢干的事情。别担心，这种处境不会太久。我看过满怀爱意的家长和专业人员却忽略这个起点的重要性，结果对孩子和大人都是灾难。

当然，想要一整天都充满了强化物，对孩子又没有任务，这几乎是不可能的事。但是，如果不考虑其他因素，假定孩子很喜欢计算机，很讨厌算术，那么，你先从用计算机开始，没多久就一定能看到他的好行为。等孩子尽情玩着计算机，你便能很容易带进算术问题。大多数行为分析师都想要知道问题行为何时发生，这固然重要，但我却以为，从来不会发生问题行为的地方和时间同样重要，因为这样我们才知道该从哪里做起。

事实是，孤独症儿童把行为当做语言，在你了解他们的语言之前，

---

① 编注：恐龙巴尼（Barney）是美国家喻户晓的一个卡通人物。

他们是不会用你的语言的。

我们来看一个咬人的例子。

假如约翰尼会咬人，你需要找出他为什么咬人，他咬了人对他有什么好处？

有时候约翰尼咬人是因为他想得到什么东西，但说不出索取东西的话来。而有时候他咬人是为了逃离一个简单的任务，譬如把外套挂好，或脱掉鞋子。

因此，约翰尼的咬人行为就有了两个截然不同的功能，前一个是藉此获得他要的事物，后一个是藉此逃避他不要的事物。

这两者需要不同的处理。

人们常常用同一套策略对付咬人和尖叫的行为，比如约翰尼一咬人，大人就把他隔离两分钟。

但你如果审视约翰尼为什么咬人，就会明白将他隔离有时反而正合他意，他正想离开他不想做的一件事情。

即使最后你还是设法让约翰尼完成了任务，但还是强化了咬人这个行为，因为刚才的隔离使他得以拖延作业；以后约翰尼非常可能继续用咬人的行为摆脱或拖延任务。简而言之，他这一招可以达到目的。

你要是有个孩子既会尖叫或咬人却又几乎不会说话，最好先控制住他的行为，才能开始教他别的东西。

先别担心这个任务是否太艰巨，本章就是要告诉你如何追踪孩子行为产生的原因，如何施行科学验证过的技术，减少问题行为。

在读这一章时，请牢记一条。行为原则几乎像地心引力法则一样肯定：强化一个行为，那这个行为出现的频率就会增加；如果一个问题行为出现后，惩罚或撤消强化，那这个行为出现的频率就会下降。

如果你处理的是一个有严重自伤行为，可能严重伤害自己或他人的孩子，我建议你请教有干预孤独症经验的认证行为分析师，请他为孩子做一个功能性行为评估（functional behavior assessment）[①]，然后据此实行行为治疗。当你有疑问，除了阅读本书之外，还需要寻求专业协助。

多数与哭闹有关但情节轻微的案例，例如打人、捏人、踢人甚至咬人（尤其孩子年幼、个子小到你自己可以对付的话），你应该可以自己做行为评估，并据此制定行为干预计划，或开始运用一些行为干预策略，此时还不需要马上聘用一个专业人员来帮你。本书希望成为你的指引，帮助你知道如何去控制孩子的行为。

行为学入门知识

在开始了解行为学的内容之前，首先要明确一点，即每一个行为都包含三个部分。

第一，前提（antecedent，即 A），这是指行为出现前刚刚发生的事。

在约翰尼的例子中，前提可能是让他把外套挂起来。

第二，行为（behavior，即 B），指的是前提之后发生的行为。你让约翰尼挂外套（A），接着他就赖在地上打滚（B）。

第三，后果（consequence，即 C），本例中约翰尼的行为后果是你把他隔离，然后你自己动手挂外套。

后果（C）才是最可能决定约翰尼以后面对类似前提时如何反应的因素。在这个简单的例子中，约翰尼哭闹很明显是因为他不想挂外套，你的干预恰好给了他所要的后果，就是他不必挂外套。

这个简单实例就是行为疗法所称的“ABC 关联”，即所有的行为都可以分解成一个 A、一个 B 和一个 C。

---

① 编注：功能性行为评估的相关内容可参见《功能性行为评估与干预：如何应对特殊需要学生的行为问题》（华夏出版社，2013）。

有三位学者（Cooper, Heron and Heward, 1987）都曾说过，行为不是艺术，而是名称为应用行为分析的一门科学。应用行为分析的定义是：系统地应用行为原理所导出的程序以增进有社会意义的行为。

不过，即使不知道太多 ABA 的知识，照样可以实施行为策略来解决孩子的行为问题，使他安静到可以开始学习。

简单来说，ABA 是改变行为的科学。

所有人每天都在用上面讲到的“ABC 关联”的原理。

如果我问：“哈啰，你叫什么名字？”一个男孩回答：“我叫马修。”我说：“马修，很高兴见到你。”这就是一组“ABC 关联”。

我的问题是前提（A），马修的回答是行为（B），我称赞他说我很高兴见到他，那就是后果（C）。

前提一定是行为之前刚刚发生的事情，行为可能是正向或负向的，后果也可能是正向或负向的。

一个正向的“ABC 关联”例子：要求一个孩子摸鼻子（A），孩子摸了（B），孩子得到一块饼干（C）。

一个负向的“ABC 关联”例子：你对孩子说“开始拼图”（A），孩子躺到地上尖叫（B），你收回你的要求说：“好吧，看起来你现在没心情玩拼图。”（C）

这里的后果是原来要做的工作被撤销了。

在第一个例子里，我们看到那孩子下次还会遵从指示，因为他 / 她喜欢饼干。反观第二个例子，孩子可能学到了只要躺到地上尖叫，大人的要求就会收回，负向行为就是这样增加的。

收集数据

在进行其他事情之前，第一步总是收集孩子的行为数据。

首先选一两个困扰你的行为，譬如尖叫、咬人、踢人。你需要记录每小时或每天孩子有那个特定行为的次数，这样你才知道你的起点在哪里。有了连续几天的基线频率数字后，还需要试着分辨那个行为的功能(可能不止一个功能)。

要判断行为的功能，拿一张活页纸，画出六列（见表 2.1)，最左边的第一列写下记录行为的日期和时间。这样做是帮助你追踪行为发生的频率，以及一天当中某个特定时间是否会特别产生问题。

第二列，写下环境或活动，例如语言治疗时间、学校 / 公园的游乐场或看电视。第三列是前提，在行为发生前你给的指令或活动，像“把外套挂起来”、“关掉电视”，每一个都是单独的前提。

第四列，写下行为。这里的行为必须写得很具体，以便测量。不要写笼统的字眼例如“发脾气”，而要写咬人、想要咬人，或躺到地上。这一列也可以是不止一样行为，例如，踢、哭、叫。总之必须具体、特定。比方说，如果孩子踢腿，必须要记录她踢多少次，你所谓的踢腿 / 踢人是什么定义。此处的定义没有正确或错误可言，完全看你选择怎样描述事件。如果你给“一次踢脚”下的定义是脚用力往前弹撞某物一次，那么你就可以按此计算这种行为的次数。

现在知道了明确的行为，还要再定义怎样量化行为。

比如尖叫，要确定多长时间和音量的尖叫才会记录。你也许可以规定，超过三秒钟的叫声就要记录。或者规定“摔倒在地上的尖叫”才是要记录的行为。你最了解孩子的哪个行为让你最感困扰，就从那一个行为开始。

第五列，记下在问题行为出现后你马上做的事情，也就是后果。你走开了？你把孩子隔离了？你告诉他“不许哭”？你有没有持续原先那个任务指令？还是你强制带孩子到外套那里，使他捡起外套？这些是你填进第五列“后果”的可能内容。即使你知道给予孩子的后果是错的干预方法，也要照实记下来。最后一列填写的内容会有助于你更好地了解孩子的行为功能。

表 2.1　ABC 关联范例

日期 / 时间	场地 / 活动	前提 (A)	行为 (B)	后果 (C)	功能
9/14 9:15 a.m.	市场 / 收银台	看到糖，想要糖	尖叫 / 倒在地上	给她糖果	注意力 / 拿到有形物品
9/15 5:00 p.m.	晚餐时间	被叫到桌上与家人一起吃饭	尖叫“不要！”	让她自己在客厅吃饭	逃避
9/15 8:00 p.m.	洗澡时间	“该洗澡啦！”	“不要！”然后躺在地上	把她扶起来，抱她去浴缸	逃避
9/15 9:00 p.m.	上床时间	让她自己在床上十分钟入睡	脚踢墙壁	不理她，她自己睡着了	感官刺激

判断行为的功能（或多个功能）

要记录行为 ABC，乍听起来令人生畏，但这是弄清楚什么会诱发孩子行为的最佳途径，弄清楚孩子怎样通过自己的行为达到他想要的目的。

这个观察期应该持续两到三天，你才有足够的数据以供制定对策。

一开始分析行为数据，你会觉得很难明确行为功能，因为诱发行为的事物并不明确。你的记录可能显示，孩子是在看最喜欢的录像带时，也没人命令他做什么，就摔在地上哭喊。如果是这样，不妨先设法排除生理因素，尤其当你观察到孩子有严重的、突然发生的问题行为。有些孩子耳朵发炎、牙疼、肠胃不舒服，就可能表现出问题行为，看起来好像是莫名其妙的没有诱发原因。所以，在做行为分析前，从医生那里确定孩子的行为不涉及生病的问题。

排除生病可能，就可以从收集的数据来判定行为功能，写进表格最后一列（见表 2.1），这可能是最困难但也是最重要的步骤。

孤独症孩子也好，普通孩子也好，行为的主要功能有三：他们想要得到某个事物，脱离某个事物，或者只是在寻求感官投入。

在超市的糖果货架走道中尖叫打人，那可能是一个想要得到具体事物或大人注意力的行为。如果 ABC 数据记录上写的是诸如："他要恐龙巴尼录影带，我告诉他不行"，"他要开计算机，计算机却关上了"，"我在接电话，她走过来开始打我"，那么，这些行为极可能都是想要得到你注意力，或想要使用某些东西。这样的功能在行为科学中用术语描述为："社会性正强化"（socially mediated positive reinforcement）。"社会性"是指涉及到一个或多个他人；"正强化"是指孩子要得到一个事或物（看恐龙巴尼录像带、用计算机或上述电话例子中的获得注意力），这个事或物会强化他的问题行为。

行为的第二个主要功能是逃避任务。看看 ABC 表，如果发现很多行为发生在让孩子挂外套、抽认图卡学习、看图认物等指令之后，那么孩子可能是用行为来逃避工作。

也有可能从表格上看，同样的行为（咬）既是为了得到注意力，又可以逃避工作，那么，就必须针对每一个行为设计不同对策。行为科学给这样功能的术语描述为“社会性负强化”（socially mediated negative reinforcement），同样牵涉到一个或多个他人，但这里孩子寻求的强化作用是大人拿走某个事物，譬如取消对他的任务指令。

分清社会性正强化和负强化有何差别很容易，前者是加入事物，例如注意力及具体的物品；后者是除掉任务要求。两个功能都与他人有关（社会性），所以在学校、治疗时间和社区环境里常见这类功能的行为。我在本书后面会使用“寻求关注”（也包括取得物品）一词代替“社会性正强化”，用“逃避”一词代替“社会性负强化”。

行为的第三种功能是感官刺激。孩子咬自己，可能是要从环境中得到刺激，这叫做“自我强化”，这些行为发生时身边没有他人，或者没有他人与孩子正在互动。这类行为往往发生于各种场合，以至于我们很难辨别其功能。譬如，一个小孩摇摆身体、以头撞墙或哼哼有声，自我刺激与行为的其他功能不同之处是，行为发生时没有别人在场，且并未处于某项活动中，而且在不同场合环境发生的频率也大致不变。这个孩子就算坐在别人身边，也与那人无关。孩子所做的只有一件事，就是想要得到感官刺激。

至此，你应该知道了想要改进的是什么行为、什么时候发生、频率多高及过去用的是什么办法面对那个行为。

如果看到一个行为同时包括不同的功能，不必惊讶，孩子会用同一行为得到不同反应，但是你应该看到一个固定模式。你可能会发现某个行为 75% 的功能是寻求关注，25% 的功能是逃避，或者发现上午 11:30 对孩子是个困难时刻。

你需要针对每一个行为发展出一套策略。寻求关注的行为需要一套干预做法，所有的逃避行为又是另一套。最后，所有寻求感官刺激的行为需要另外一组做法。

根据行为功能制定行为干预计划

虽然本书读者多半不会是行为分析师，但你还是能够写一个简单的行为干预计划（参考表 2.2 的行为计划策略项目）。

表 2.2　根据行为功能而制定行为干预策略

	寻求关注 / 取得实物 （社会性正强化）	逃避 （社会性负强化）	感官刺激 （自我强化）
策略一：预防	• 环境 / 人物与强化建立关联 • 大人每给一个负向反应应该给予八个正向反应 • 建立一个有规律的全天作息表，指导进行经常有强化的活动 • 当你没空时，允许孩子持续从事某活动（例如当你接电话时，让他看录像带） • 教他要求的技能	• 减少或撤销会诱发行为的活动或指令 • 给简单而能提示的任务（如“挥手打招呼”而不是“说嗨”） • 建立固定顺序，让有强化的活动跟在较困难的活动之后（先上厕所再休息） • 在工作区和强化物之间建立起联系（电视、吃的东西） • 逐步引入工作	• 让环境丰富（音乐、颜色、玩具、活动） • 使孩子白天从事喜欢的活动 • 提供许多感官玩具和活动（弹簧垫、秋千、音乐、发泄球） • 教孩子如何要求感官活动
策略二：针对问题行为之功能而采取的对策	• 先数数再要求的程序 • 忽略行为 / 走开 • 短暂与强化物隔离（在监督下），然后重新带领他做一个中性活动	• 继续重复任务要求 • 孩子遵从之前，避免他接近强化物 • 如有必要且做得到，给予躯体辅助 • 事后分析每次问题行为，预防以后再现	• 忽略轻微而不会导致受伤的行为（摇晃身体 / 呻吟） • 阻断大的问题行为 • 等五秒钟直到孩子安静 / 静止，再引导他活动，维持互动

你已经把行为ABC写出来了，而且你也辨别出那个问题行为的一个、两个或三个功能。现在要做的事就是替行为的每一个功能设计一套计划。

你不是针对每个行为做不同治疗，而是针对行为的每个功能，所以会有三种策略：对于寻求关注 / 具体物品的，对于逃避性质的，和对于感官刺激的。所有达到同一功能的行为，都会用同样方法治疗。如果约翰尼尖叫、咬、踢、和 / 或打，都是为了拿到他得不到的东西，那么这一组行为都用同一套方法治疗。如果约翰尼尖叫、咬、踢、和 / 或打，都是为了逃离某些事情，那么，这一组行为也用同一套方法治疗，只不过同一组内彼此会有不同。

所以基本上只需要三组策略就能达到改善行为的功能。一组用在寻求关注的行为，一组用在逃避行为，一组用于感官刺激。

可以采用双管齐下的方式（参看表 2.2），首先想想哪些事情可以预防或替代问题行为；接着想好当有那种功能的行为出现时该怎么做，并把这些对策先写下来。

花在预防或替代行为上的时间越多，就越能帮助孩子尽快地准备好学习。如果你希望把 95% 的时间都用于预防，这个想法是可行的。

每当我看到问题行为时，基本都能判断这个行为的出现是因为大人的任务难度太高，还是给孩子的强化物太弱。

在大人给小孩任何任务之前，这个孩子必须是喜欢和这个大人一起工作的，所以一开始给他的任务必须容易，容易到几乎不能视为一个任务。所谓的任务（指的是当孩子做到时马上会得到强化的工作）可以简单到穿上鞋、上车或说一个句子。假如你看到问题行为，后退一个步骤，想想以后再做的时候可以采取的预防方法。简单地说，预防就是你需要提高强化力度，或降低任务难度。

矫正以寻求关注或获取实物为功能的行为

预防 / 替代寻求关注的行为

现在你清楚了孩子的问题行为（因为你做了 ABC 表），那就从预防开始做矫正。譬如，去市场买东西时，他总有问题行为，因为他要糖果。预防这个行为的办法应该是确保在市场里他得到你充足的关注。假如你允许他吃糖，那么可以在去市场的路上买一支棒棒糖给他，你在市场购物过程中，他可吃完那棒棒糖。这个做法的好处是他已经先得到糖，他就开心。购物所余的时间内，你还能够针对他的乖再给他额外的称赞。

教会孩子用替代行为而不是用问题行为获得关注或实物，这也是重要的预防步骤。

最佳策略是教导孩子如何提出请求，而这是语言行为疗法的核心，我会在本书后面几章做深入讨论。

目前你可以帮助孩子以手指指向那样东西，或者用简单的手语表达他的请求。教的时候要确保小孩万一又出现哭闹或其他问题行为，任何人都不会因此给孩子那样东西。

寻求关注的问题行为发生时怎么办

在某些情况下未能预防，行为出现了，孩子在糖果货架间哭闹，这个时候不能给她糖。她可以有糖，但不是在哭闹时得到，你必须教她这个重要的观念。

正确的做法是，把她扶起来面对着你，你说:“苏茜，安静。”同时你的手指放在唇上，做一个噤声的手势给她看。然后从一数到五，数不数出声来都可以。数完了，你说出或做出糖这个字的手势，再给她糖。如果孩子安静五秒钟，她就可以得到糖；如果安静不了五秒，或在你数数的时候又闹起来，你要重头再来，引导她安静，再数五秒钟。这套做法是教导孩子，她只要哭闹就不会得到想要的东西，反过来如果她能控制自己，好好地“请求”，她就会有糖。

这叫做“先数数再要求程序”（a count and mand procedure），是文森特·卡蓬博士创造的术语，这个办法对一般孩子都有效，可教导他们如何请求被允许拥有可享用的东西。你最好在家里先练好这套技术，再用到公共场所里，那样孩子在公共场所哭叫的话，你也能坚持原则。你能够确保孩子不会因为哭闹而得到重重的奖赏，确保“先数数再要求程序”管用之后，应该确保孩子身边的所有大人也都采用这套办法。

先数数再要求的程序其实就是一个非常短的罚时隔离（timeout）。大多数常常用到罚时隔离的家长和教育工作者往往没搞清楚，罚时的意义在于把他们跟强化物隔离开来。

对孤独症和其他发展障碍儿童而言，使用罚时隔离经常收到反效果。在那些一、五或十分钟的隔离时间中，这些孩子并没有学到他们哪里做错了，没有学到什么行为才会让她拿到强化物。我会在讲座中问听众，如果你认为罚时隔离是处罚，而且认为给小孩一个贴纸是在强化，那么请举手。结果大部分人会举手。不过，我的问题也有陷阱。我们要知道某样事物是强化还是处罚，只能从那个行为以后的发生频率来看，如果次数提高了就是强化，如果减少了就是处罚。

假如用隔离，一定要确定这是针对寻求关注功能的行为。因为隔离用于解决逃避功能的行为问题，将会失败。还有，隔离时间要短（尤其是发育迟缓儿童），要看到它确实发挥作用。记下来你用了多少次隔离，以便知道到底有无作用。如果你的目标行为并没有因此减少，那么隔离可能不是好办法。我通常建议对孤独症儿童用先数数再要求的程序，而不用隔离，原因是我们不只要教给他们问题行为不会让他得到任何东西，更需要教他们如何提出正确的请求。

我对卢卡斯从来没用过隔离，对正常发育的8岁儿子斯潘塞也只用过少数几次真正的隔离。

如果孩子索要他不能获取的事物，会多些麻烦。例如，泰德想光脚到外面去，但是外面温度是零度，你只能拒绝他的请求。

这种情况下就不能用先数数再要求程序，因为数完了也无法提供他要的东西。

预防行为很重要，假如孩子想吃巧克力，却对巧克力过敏，告诉他不能吃巧克力，但可以吃苹果、饼干或别的他喜欢的东西。

万一这样做阻止不了问题行为，孩子大发脾气，最好的办法是走开，不理那个行为，也不能把原先在问题行为前答应的强化物给他。

如果孩子的行为增多，应该设法让他安静坐下，再给他喜欢的活动或物品。再说一次，要安静至少五秒钟，才能允许他进行有强化性的活动。如果用各种强化物（他喜欢的东西）在孩子哭闹过程中贿赂他，你会惯出他的问题行为。所以，坏行为（发脾气）和好行为（好好请求）之间至少要有五秒钟的间隔，这很重要。同理，如果在他出现问题行为时给予实物或关注（即使是负向注意例如责骂），你的风险就是塑造出更多的问题行为。如果突然看到一个新的问题行为多次出现，赶快去确认是谁在强化那个行为。

我常常看到家长们责骂孩子，这种负向关注往往是强烈的强化物。以打电话为例：你在电话上，孩子过来打你，想要你关注他。你对朋友说等一下，然后去骂孩子，可这正是他要的关注。下次讲电话前，应确保他有事情可以做，可能的话，你讲电话的时间最好要短。如果你必须花时间讲电话，当孩子乖的时候，你要暂停讲话，在孩子背上轻轻拍一下、对他笑一笑或向他竖个大拇指。

矫正与逃避有关的行为

预防及替代行为

如果孩子有很多出于逃避的行为，你得想想在工作桌、人员、屋子和/或教室方面，有哪些可以提高强化的地方。准备好便携视频播放机、糖果、玩具，让工作的地方和强化关联在一起，这可能是吸引孩子过来工作的好开端。这种强化设计必须是在孩子有问题行为之前就先布置好。步骤是不要叫孩子过来工作，而只要在工作区先放她最喜欢的录像带，她走到工作桌，让她看录像带，然后每隔一会儿讲解影片上的情节，这是让你的声音和她喜欢的事情建立起关联，以此预防她逃避工作。请记住，我们希望百分之九十五的时间是用来预防的。

如果孩子用行为逃避课程或活动，那么，在问题行为要出现前降低任务难度，就是在预防或减少行为。

如果只要叫孩子拼图，他就会发脾气，那么，试着只叫他放一块拼图，而不是整版拼图；假如他不喜欢挂外套，下次请他把外套脱掉后递给你就好；如果任务是穿鞋，与其要求他把整只鞋穿好，不如将目标暂定为只要把鞋面的尼龙搭扣粘好即可。

不必把目标定得太高，免得引发问题行为。随着孩子越来越能接受你给他的任务，他就会越做越多。

重点是你的任务是逐步夹带进来的，他不会知道这就是“任务”。

针对逃避的替代行为包括教孩子请求休息，或任务太难时请求帮忙，或打手势表达她做完了，而不是发脾气哭闹。

在语言行为疗法中，我们不主张过度教导孩子请求休息，原因是我们希望孩子喜欢跟我们在一起工作。如果孩子个头比较大或者行为问题非常严重，那么，教他说出或用手语打出“休息”、“停止”可能是个好主意。

逃避功能的行为出现时怎么办

我的经验是逃避行为会在工作太难或强化太弱时出现。以孩子的能力水平来考虑给他的任务，就可以测量出什么是太困难，或强化物是否不够强。

但是，如果一个指令已经下达（例如“拼好一块拼图”），随后问题行为出现了，那你必须坚持这项指令，同时以肢体接触帮助孩子完成这个指令。在可能的情况下，你给他的指令都是可以辅助他做到的。比如，叫孩子“说‘嗨’”，不如叫他“挥手”，原因是后者即使他不想照办而开始发脾气，你也能够扶着他的手帮他做到，再给他强化物（当然要等五秒钟，好行为出现后就给）。帮助孩子完成你的指令，这叫做“辅助”。刚开始对孩子做干预时，提出的指令必须是即使她不遵从，也可以通过辅助而完成，这个原则非常重要。

一般而言，要用身体动作完成的指令比较容易辅助成功，例如“拼拼图”、“拍手”、“找一样的苹果图片”。而叫一个孩子说点什么，尤其如果说话本来就是她很难做到的事，那么几乎注定你会在这场战斗中失败，你不可能强迫别人说出任何话来。

辅助孩子后，还是必须要想为什么问题行为会产生。每次她发脾气之后，你必须要当事后诸葛亮加以分析。有些情况难于采取躯体辅助，我们也不建议强制采用。比方说，泰德有100磅重，摔到地上发脾气，我不建议动手去扶他起来，或硬把他带回桌边。如果你或孩子有受伤的危险，我们不建议用躯体辅助。在某些学校或教育环境明文规定，任何拉扯，只要大人对孩子用到大小相等但方向相反的压力都会被看成外力约束。假如碰到需要使用强制力才能搬动或辅助孩子的情况，请反复重申指令，语音平静，并且不让孩子接近强化物，直到她遵从为止。

很多孤独症孩子的行为是同时具有两种功能的（想取得有形物品和逃避工作）。一个孩子离开一件他喜欢做的事，去做一件他不喜欢做的事，譬如说把恐龙巴尼录像带关掉，走到桌子那里去工作，在这变换过程中，他会有问题行为。他躺到地上发脾气，因为电视上巴尼关掉了，他想要再打开电视（有形物品），同时他不想做那个桌上的工作（逃避）。

若孩子存在活动变换期的问题行为，最好的对策是先帮她做好活动的变换。不要在通知她工作时间到了后马上关掉电视（那是她最喜欢的强化物）。

最好是把强化物带到桌上或工作区，然后慢慢用强化物夹带少量容易的任务，一次一次直到可以关掉电视（或拿走玩具，或不让她玩拼图）。这个渐进的过程能教会孩子做到放弃强化物，因为后来还会再给强化物，只不过是分成小份，在整个任务过程中逐步给出。

矫正以寻求感官刺激为目的的行为

预防或替代感官刺激的问题行为

摇动身体、撞头、吸吮拇指、咬手指和发出类似呻吟的声音，在发展障碍的儿童与成人身上都很常见。

你的孩子会有这些问题行为，最可能的原因就是他从环境和别人那里得到刺激的程度达不到他的需要。频繁地与孩子在一起互动是很累人的，是几乎做不到的事情。学校教室也做不到学生与教师 1:1 的配置比例，因而有时会很推崇孩子在教室内的“独立学习”的时间，用以弥补人力配置的不足。家里也是一样，很难做到不间断地和一个需求度很高的孩子互动。

改变以寻求感官刺激为目的的行为要双管齐下，第一步还是如何预防，办法是让孩子身处刺激资源丰富的环境。最好有个大人能和孩子尽量在一起，做些有趣、有强化作用的事。这样孩子不必再寻求感觉输入。旁边准备好许多感官玩具，例如，可弹跳的大型健身球、秋千、弹簧垫、会旋转的玩具、振动笔、发泄球等，都是既能提供感官刺激又有强化作用的玩具。

要想替代这类问题行为，应先找出孩子需要的感官刺激是哪一类。假设孩子在没人互动时，经常前后摇动身体，请试试看摇椅，坐摇椅比较合乎社会行为而且好玩。假设孩子在桌上抹口水，请尝试让她用手指画水彩 / 油画，或者以魔力涂鸦板作为手指刺激的来源，这些都合乎社会行为。

自我刺激行为发生时怎么办

行为发生了，有时可以忽略它，特别是像摇晃和呻吟的较轻微行为。另外一个选择是，当孩子停止或安静下来，那几秒钟的时间赶快上前引导她去做一个有强化的活动。而对较严重的行为，比如撞头，你需要阻止它，用手或安全帽来挡住这个行为。前面说过，像撞头这种会自伤的严重行为，有必要请教有 VB 专长的认证行为分析师。若在此存有疑问，尤其是当你考虑采用安全帽等机械装置来保护孩子时，那绝对应该马上寻找咨询。

我希望随着环境刺激的丰富，这类行为能减少。可如果孩子的行为还是很严重且易造成伤害，那就需要行为分析师帮忙找出问题所在。

现在开始处理问题行为

现在就应该开始收集问题行为的数据。本书提到发脾气的行为包括哭喊、踢、咬、打，首先要跟踪那些含有自伤或伤人成分的行为。不过，即使没有攻击或自伤，只要造成你的忧虑，那就是我们要处理的问题行为。我接手的个案中有孩子不停地说“不”、“这太笨了”、“我不会做”，我跟踪记录过这个行为的频次，我也矫正过孩子总是背诵电影台词的问题，还有用签字笔乱画桌面、手伸进裤裆的问题行为。这些行为显然不会造成伤害，但它们仍旧非常有破坏性，也干扰学习。

拿出纸来，开始记录孩子一项或两项最严重的行为次数。方法是在纸上划“正”字[①]。要是行为次数非常频繁，不妨买个计数器。计数器在文具店很容易买到，也可在 www.difflearn.com[②] 上买到。

接下来是记录行为的 ABC（请见表 2.1 的 ABC 关联范例）。分析数据，再应用表 2.2 的行为策略，制定一组简单的矫正计划。最后是将计划内容发给每一个和孩子相关、可能和他相处的人，确保每个人都使用同样的方法去处理那个行为。

光在纸上写计划还不够，需要演示给别人看怎样辨认孩子的问题行为，怎样应对不同的行为反应。大人可以用角色扮演的方式（一个大人演孩子），你在旁观察别的照顾孩子的人如何应付问题行为。请记住，大家用一致的办法，这是关键！

这意味着，从保姆到祖父母，都得知道怎样预防和处理问题行为。

---

① 编注：原文是划竖线，此处根据中国人记数的习惯改为划“正”字。

② 原注：该网站由一位孤独症儿童的母亲于 1995 年创办，主要出售与 ABA 和语言行为教学相关的图书、音像制品及玩教具，包括计时器、闪卡等。

特别注意：行为矫正计划实施后，有可能会看到问题行为在一开始时增加，尤其是孩子之前几个月或几年都从问题行为中得到强化物的话。

问题行为也可能会发生变化，比方你以前都以忽略应对孩子哭，但现在可能他伴有攻击兄弟姊妹的行为，你需要立刻有反应。新实施的行为干预计划中，应该让孩子处在成人监管的环境下，免得他的问题行为程度提高时会伤及自己或他人。

假以时日，你就会看到孩子的行为进步。如果没有进步，就需要重新检查计划，改进内容并考虑寻求认证行为分析师的专业协助。只要记录了基线数据，验证计划的方法就很简单。从基线来看，计划实施不久，行为减少或消失，就表示已进入了孩子行为问题的核心；如果行为维持原先的程度或增加，那就必须重新检讨。

继续跟踪行为频率，记录行为的 ABC 数据，用以判断行为是增还是减。这些数据还能帮你判断行为的功能，帮你了解是否每个孩子身边的大人都在按照计划而行。

等你把问题行为控制在某个程度内，就可以开始教孩子学习了。以后他的行为问题会更少，因为他终于开始学到人生最重要的一门课：如何用语言而不是问题行为与人沟通。

第三章　评估

语文老师会告诉你语言是由动词、名词和介词组成的，而语言病理学家则大都将语言视为“表达”（说话能力）与“接收”（理解能力）的综合。教师或语言病理学家说得都对，不过，作为一个语言行为治疗师，我会将语言分得更细，这样可以更充分地了解孩子的技能，进而便于在各个沟通领域分别进行治疗。

要想知道走了多远，就需要知道是从哪里开始。评估孩子的能力是我设计方案的起点。金字塔建立在牢固的根基上才不会崩塌，因此，在传授更复杂的技能之前，开始培养基本技能是非常重要的。

斯金纳认为，说话是一个习得的行为，它受诸如动机、强化、前提刺激等环境变量所控制。你说话之后，发言会得到某种认可。一个刚开始呀呀学语的婴儿，大量使用容易发出的声音，如“ma”、“ba”、“da”，也会发一些开放式元音，如“aaaa”或“oooo”。大多数家长都迫不及待地想听到第一句“mama”或“ba ba”，于是那些咿呀学语的声音就被强化了。相比之下，开放元音不像接近“妈妈”的声音会得到那么多的注意，因此，它们不会被同等地强化。当一个婴儿发出“ma”或“ba”的声音，家长会兴奋地给他大量的关注，包括搔痒、拥抱和奶（这是大多数婴儿的首选食品）。

这就是语言如何在发展中的婴儿身上成形的过程。

发育迟缓的儿童学习语言的过程在本质上是一样的，只不过他们需给予更多更有力的强化，因为他们的语言发展慢得多。

尽管如此，我们通常还是集中在字词上。“孩子会说话吗？”是发展迟缓儿童的父母常常被问到的问题。他们的反应可以从“不会”到“不太会，但能说”，到“通常会说十个字左右”，到“总是说个不停”。

但会说话与能够有效地使用言语是有区别的。一个4岁的孩子可以被评价为具有2岁2个月的语言表达能力与3岁4个月的语言接收能力，不过，要想准确地评估孩子的技能水平，这些还不够。

身为一个行为分析师，我需要更多的信息了解孩子的语言功能，他会哪些字句？他是如何使用这些字句的？何时使用？使用频率如何？语言行为治疗师不是笼统地看待语言表达，而是将语言细分为更小的单位，包括要求、命名、仿说、互动式语言以及自发性语言。需要个别评估这些技能来计划语言行为治疗课程。

本书的后面附上了一份评估表（见附录2），应有助于记录孩子语言和非语言操作的技能基线。

评估要求技能

我问家长的第一个问题通常是，“孩子如何让你知道他什么时候想要或需要东西？”我所问的实质上就是：“孩子如何要求？”要求是最重要的操作，因为它是由动机开始，而由孩子得到他所要求的东西结束。

从科学的观点来说，一句话如果没有以动机为前提，就不能称之为要求。一个孩子想要一片饼干，所以他要求（要）它。斯金纳说，动机往往是由饱足和匮乏促成的。如果一个孩子喜欢薯片，要求它并得到它，最终，他会到达一个不再想吃薯片的地步，然后会要求水或果汁。他已经满足了吃薯片的愿望，随后改成想要水或果汁。这充分体现了要求的背后必有欲望：欲望必须在要求之前。

用行为疗法中的ABC来看，动机是A（前提），行为是要饼干（B），而结果（C）是直接强化（孩子得到饼干）。如第二章中讨论到的，任何被强化的行为都将保持或增加。所以，如果孩子的行为在要求后被直接强化，可以预料到要求的使用将会继续或增加。孩子会明白，当他说“饼干”，他将得到一块饼干。所以，当他肚子饿时，他可能会用要求而不是用发脾气来表达，因为这将是最快满足他欲望的方式。

进行要求技能评估时，最好考虑一样孩子目前没有提示就可做出请求且不在视线范围内的东西。对于许多刚接受行为疗法的孩子来说，他们要求东西的能力非常弱，特别是对那些不在视线内的东西，所以要写下视线外要求的数量用不了多少时间。一旦列出了所有不在视线范围内的东西的要求，再收集一些孩子喜欢的零食、饮料和玩具。无条件地提供一小块饼干（或其他他喜欢的食物），看看孩子会不会把它吃掉。如果他会，就可以知道他的动机是强烈的。可以手持住另一片饼干，等待五秒钟，看看孩子会不会说出或给出手语信号。如果他说出“饼干”，或使用手语比出“饼干”，那么这记录为“可见物要求”的记录。如果孩子不会说或不会比“饼干”，那么，老师就连续三次做出口语或手语示范，每次间隔约一秒，像这样：“饼干”，隔一秒；“饼干”，隔一秒；“饼干”，隔一秒。当你在做这三次示范的时候，在第二次和第三次时把饼干向孩子稍稍趋近。如果孩子在任何一次的示范后尝试说“饼干”，将此记录在标题“口语示范后之要求”的第三列中。持续此过程来测试孩子提出要求的能力。

一个普通的孩子每天会就各种强化物提出上百个要求，且通常3岁之前的技能就会进一步发展出要求关注，例如“嘿！看我！”还有要求资讯，例如“爸爸在哪里？”所以，除非孩子是一个“要求怪物”，否则还是应该继续评估，直到有一个详尽的清单。

评估命名技能

接下来的一个要点是“命名”（tact），你可以用英文“接触”（contact）这个词来帮助理解“命名”的含义。当你看到、闻到、尝到、听到或感觉到东西，可以通过为这项事物贴标签——命名，或是形容这项事物来沟通你的感受。一旦孩子能要求一些事物之后，就可以开始教他命名。引导孩子学习命名的最佳途径之一是照下他最喜爱的强化物的照片，然后请他说出这些东西的名字。可以使用实物，但我不建议这样做，因为这将会与要求混淆。使用图片还更易于帮孩子跨越不同的 VB 操作项目。教命名并在不同操作要点上跨越转换的技术方法，本书后面会有详细的解释，在这里只要记得命名就是为你所看到、听到、闻到、尝到或触摸到的东西贴标签。

要评估命名技能，最好是收集一些常见的物品，并把它们放入一个标志着“命名”的整理箱。还需要准备一些空白闪卡（flashcards）[①]，打印些小图片，或从杂志剪下一些图片，以评估孩子命名的能力。问孩子“这是什么呢？”来评估孩子对物品及图片的命名技能，并记录孩子的反应。如果孩子的命名技能强，可以使用幼儿识字类的书或识字卡，一一点指上面的图片来评估这个技能。但是，如果命名技能弱，或者如果孩子会因为页面上同时有多个物品而分心，就需使用闪卡。

普通幼儿在达到入学年龄前，已经习得上千个命名词汇。即使命名是孩子的强项，还是要继续评估，直到你建立一个超过一百个词汇的列表。如果孩子的命名技能有限或根本没有命名技能，在评估了十件物品和图片后就可以停止。

① 编注：类似于幼儿识物卡。

评估仿说技能

仿说操作的含义很容易从字面上理解，是指重复别人所说的话，类似一个回声。对普通儿童来说，仿说能力对他们的学习是至关重要的。一个普通孩子看到一个推土机在工地工作时会问父母:“那是什么？”父母回应，“那是一个推土机”，然后孩子会仿说“推土机”。大部分儿童在一次或两次这样的回答后就学会了一个新词，之后就无需反复学习。

孤独症孩子可能有一些语言能力，但他的语言发展可能会因无法仿说另一个人所说的话而停滞不前。在某些情况下，一个孤独症孩子可能无法立即仿说，但会有延迟的模仿言语，不过这也会妨碍他的学习。卢卡斯身上就出现过这种情形。我们在他 2 岁生日时带他去博物馆（在他被确诊前），在那里看鸭子。让他着迷的并不是鸭子，而是禁止喂养的指示牌。我和我丈夫带他到各个指示牌前，读出“请不要喂食鸭子”，之后加上“嘎嘎”。他在博物馆时不会重复这句话，但到了半夜，他从睡梦中醒来说，“请不要喂食鸭子，嘎嘎。”在那时，我还没有听说过延迟模仿言语，于是我把它当做是一个真正的短句，以为这是卢卡斯能够把单词连成一个句子的好兆头。

要评估孩子的仿说技能，先确定附近没有任何用具或东西存在，并让孩子坐在靠近你的地方，最好是对着你。先选择简单的语音来评估，如“妈”（ma）和“爸”（ba）。如果孩子会仿说简单的声音，下一次试一个音节的字，如“杯子”（cup）和“球”（ball），接下来再评估多音节的字以及词组。

仿说将会在第九章谈到，现在只需记住仿说操作与回音相似。仿说的前提是别人先做出言语行为（说一个字或词组），而仿说行为是孩子重复这句话，无论是完全相同或近似，它可以是立即或延迟的。对仿说的控制[①]是一个很重要的台阶，它可以打开语言的闸门。

孤独症儿童往往没有仿说能力，也有一些孩子能够仿说几乎所有的东西，所以不需要评估几百个字。只要简单地评估孩子仿说简单声音（ma、da、do）的能力，然后是单音节字（大、哥），然后是多音节字。

评估交互式语言技能

交互式语言操作涉及回答问题的能力，它在孩子的谈话技巧发展上具有重要意义。卢卡斯在被确诊有孤独症前也有一些互动性语言技能，当年是我的丈夫发现了他的这种能力，但我们那时并不知道能够在歌曲和童谣中填充缺少的字词也属于一种交互式语言技能。我记得那天，我丈夫叫我，他开始唱公共电视台中阿瑟王[②]的主题曲。当我丈夫唱，“我说……”，卢卡斯就接上，“嘿！”然后我丈夫唱下一句，“多么美妙的那种……”，卢卡斯就接着说：“天！”他们这样唱完全曲，卢卡斯就在该补充的地方填空。让我不明白的是，当时卢卡斯在任何其他情况下并不会说这些话。如果我说：“说‘天’”，他没有反应。他不会要求我丈夫唱那首歌，也不会给任何东西贴标签或命名。他只是说了些字，而这些话正属于互动性语言。

所以，当我评估那些语言能力弱的孩子，经常让他们在熟悉的歌曲中补充歌词。但是，评估这个技能的关键，是必须唱一首孩子已经听过

① 编注：对仿说的控制是指非鹦鹉学舌，知道该学说哪句，不说哪句。

② 编注：阿瑟王（Arthur）是美国公共电视台（Public Broadcasting Services）每天直播的一个儿童节目。

很多次的歌曲，不唱每一行的最后一个字。例如，唱恐龙巴尼[①]的主题曲时，你开始大声慢慢地唱，“我爱……”，然后留下最后一个字不唱。如果孩子不会填入“你”那个字，那么，你就把它说出来，并继续下一句，“你爱……”，等待几秒钟，让孩子填入那个“我”字。如果他没有，就替他说出来。

如果孩子能够在歌曲中填补一个字的空白，评估这个技能的下一步就看他是否可以填补有关日常生活的功能性短语。

在这种情况下，可以说这样的话：“你喜欢……”或“你爱玩……”，看看孩子是否可以填入“饼干”和“球”[②]。孩子通常需要能够掌握这类简单的填入性互动性语言，之后才能够回答更复杂的如“什么在天空飞”“说出三种颜色”或“什么水果是黄色的”。第九章将更详细地解释互动性语言，本节中只需记住，互动性语言是回答另一个人提出的问题。

评估表达性语言方面的强项与弱项

四个主要的口语操作是要求、命名、仿说和互动性语言。语言病理学家将这些合称为“表达性语言”。

许多有孤独症或其他发育迟缓症状的儿童有零星的技能。当我们开始第一个洛瓦斯的应用行为分析计划时，卢卡斯已经可以要求几样东西，他已有一些前文所述的互动性语言技能，但他不能命名或在指示下做口头模仿（仿说）。当时我还不了解语言行为这种方法，对他也就没有像我现在教其他儿童那样，充分利用孩子已有的表达方面的优势。了解评估孩

① 编注：恐龙巴尼的主题曲是巴尼与小朋友共同演唱的《巴尼，我爱你》(Barney, I Love You)。

② 编注：原文是“You sleep in a bed. You drink from a cup.”

子的弱项很重要，但了解评估孩子的强项也同样重要。首先从记录孩子在哪方面较强开始，要更多地关注于他的意愿，而不要更多地关注于他口语的准确性。如果你拿起了一块饼干，孩子说，“本干”或“比嘎”[①]，他仍然是在要求饼干。用给他饼干来强化这个行为，但要确定你示范了正确的说法，并记录下孩子说“饼干”这个字的发音。

还有要记录孩子所仿说的字。如果你拿起一块饼干时，孩子没有说什么，你就说“饼干”，并再重复一遍，看看孩子会不会跟着你重复。把这件事作为“提示下的要求”的记录，因为你呈现了物品并做了示范。

还应该记录那些孩子见到实物或图片可以命名的物品。最后，应记录孩子在填充歌词时用的字。这些数据将帮助你为孩子设计一个专门以他的长处来对付他的弱项的课程。

在评估当下技能时，你需要知道孩子说多少话，即使只是咿呀学语。在定时器上设好三十分钟至一个钟头的时间，来简单地统计这段时间内孩子在自然环境里发出多少声音或说出多少字。这将是开始课程前的基线。

评估非语言操作

斯金纳在他的著作《语言行为》的第七章中提到听者的角色，但并没有提到非语言操作如接收性语言。然而，提高孩子的接收性语言是任何 ABA 计划（包括使用语言行为方法的计划）中的一部分。界定和发展非语言课程计划的大部分功劳要归于伊瓦尔·洛瓦斯博士。许多 ABA 治疗师与研究者都跟随并重复了洛瓦斯的重要工作。例如，ABLLS 中列出了很多操作，包括接收、模仿和视觉执行能力等等，它们都是语言行为

①译注：此处的读音参照了汉语“饼干”的发音。

的重要部分。

本书后面对这些操作将有详细的讨论，不过，读者需要先对它们有些初步的了解，才能更准确地对孩子的强项与弱项做评估。

评估接收性语言技能

接收性语言并不要求发言，它基本上是指孩子理解别人正在说什么的能力，他可因而遵循指令或应承要求。只是讲话迟缓或发育迟缓的非孤独症儿童，实际上有相当不错的接收性语言技能。许多家长会提到他们的孩子是如何理解他们所听到的话，并会照着所要求的做。一个还不会说话的孩子很可能会对“给我球”或“去拿一块尿布”这样的要求做出适当的反应。

但是孤独症儿童就不一样了，他们有时看起来像个聋人，因为他们不会对请求有反应。有些家长在带孩子去看其他科的医生前，会先去看听力专家。我们在卢卡斯 2 岁时带他去看过听力专家，因为卢卡斯对他的名字没有反应。当时我想，如果卢卡斯不得不戴助听器，那就太可怕了。其实，如果他的问题只有这么简单就好了。但是，连我都注意到，当时尽管卢卡斯对他的名字没有响应，他却似乎在其他情况下听力良好，他总是会听到隔壁房间内的儿童剧主题曲。所以，卢卡斯的听力检查结果当然没有问题。现在，当我更了解孤独症以后，我明白罪魁祸首出在他有没有动机对名字做出回应，而不是他的听力差或不差。

我们的第一个顾问科琳 · 克兰来辅导的第一天给的几个建议之一，就是不要再频繁使用卢卡斯的名字。以前我们在试图让他理解任务、执行任务时，都是将他的名字与要求的任务紧紧连在一起。所以，他整天听到的都是“卢卡斯，去拿你的鞋子”，或“卢卡斯，摸摸你的鼻子”，“卢卡斯来这里”。由于他很少响应，而我们也不知道如何提示他完成任务，只会越来越大声，整天重复他的名字、重复我们的指令。

克兰向我们解释，卢卡斯需要没有他名字的简单语言：“来这里”，“拿鞋子”，“摸鼻子”。她还告诉我们，我们需要将他的名字与正强化建立关联，而不是与我们的指令和任务建立关联。举例来说，我们应该只在提供食物、饮料或有趣的活动时使用他的名字：“卢卡斯，这里是一个薯片，薯片，薯片”，“卢卡斯想要推，推，推”，“卢卡斯万岁”。

评估孩子接收性语言能力最困难的部分就是要小心地确保你不会以任何方式帮孩子回答，或给他视觉提示。当评估接收性技能时，必须保持双手不动，声音中性，也要注意目光，因为目光也可能成为一个提示。给出一个明确的指示：“摸鼻子”，如果孩子摸了他的鼻子，就表示他理解这个要求。不过，如果他先摸头，然后才摸鼻子，这就算错误。

普通儿童通常有完整的语言接收能力。一些与卢卡斯相似的孤独症儿童，在开始评估时没有接收性语言技能，而有些儿童则在这方面的发展几乎与年龄相称。

评估模仿技能

模仿技能是下一个评估目标。先要找两个一模一样的物品：两辆汽车、两支铅笔和两个杯子。把相同的车放在桌子或地板上，一边将车来回移动，一边告诉孩子“这样做”，看看孩子会不会用他的车做同样的动作。接下来将两支铅笔放在桌子上并将汽车拿掉。拿起你的铅笔轻敲桌子，说：“这样做。”

在评估完玩具 / 物品模仿后，接下来评估运动模仿技能。这些是要胳膊和腿活动的大动作，如跳跃或拍手。一个孩子应该可以在没有提示下

（只需说“这样做”）重复动作。在这个评估中不要使用如“拍手”或“跳起来”这种句子，只用如“这样做”这样的命令，看看孩子是否可以模仿。如果拍拍手，然后说“拍手”，是在评估两种不同的操作——接收性和运动模仿。在评估过程中，重要的是要尽量保持这些操作的评估独立。最终，孩子应该能够在没有提示的情况下做模仿，但开始时，孩子需要“这样做”之类的指令。与仿说技能类似，我发现大多数有发展障碍的儿童，要么完全没有模仿能力，要么几乎可以模仿任何动作。仔细的评估是关键。

评估视觉表现技能

最后要评估的非语言操作就是孩子的配对能力，或完成其他视觉执行力的技能。许多孤独症儿童是视觉学习者，所以配对应该是一个他们擅长和享受的技能。在语言行为方法中，通常在孩子学会要求几样东西之后，马上就会做配对。不过如果孩子喜欢配对和拼图活动的话，也可以在建立关联的过程中就引进这些内容。对那些以视觉优势学习的学生而言，“拼图”往往是教会他们的头几个要求之一。

配对技能需要一些用具，需要从家里收集一些一模一样的物品，可能包括同样的塑料叉子、婴儿鞋、2 号铅笔、塑料板、玩具中的儿童餐具（很容易拿到重复的）和汽车，只要确保这些东西是一模一样的就好。

此外，还需要一些相似但不相同的物品，如三只不同的婴儿鞋、不同品牌的汽车或是一个塑胶汤匙和一个金属汤匙。把那些相同的物品放在一个箱子，不相同的物品放在另一个箱子。

可以买几个整理箱用来整理教材，还可以放孩子的语言行为课程所用的照片。

要评估配对技能，可将三或四个物品放在地板或桌面上（我们称之为“三或四区”）。这些物品之间要有些间隔距离，这样孩子才可能将相同的物品放到它的旁边来配对。给孩子一个杯子，然后说“配对”。在开始时可以给一个小提示，让他知道他在这个测验中要做什么。如果孩子将“四或五区”的全部或大部分的物品都配对完成，可以开始把不相同物品箱子里的东西加进来。

但是，如果孩子开始玩弄桌上的玩具，或把它拿下桌子，那么，这表明配对技能的教学应该以三或四区的物品为起点。

同样的过程也可以用于配对图片。最容易获得配对图片的方法之一就是购买两盒相同的闪卡，越便宜越好。我过去在折扣店和一元店里买到过一些最佳材料。闪卡可以用于配对课程，也可以用在好几个别的课程，所以不妨在开始课程的时候提前准备好闪卡。

也可以上网购买需要的用品，包括 www.difflearn.com 或 www.superduperinc.com① 这些网站。用网络搜寻特定东西是很容易的（在“图像”选项卡下），然后打印出一式两份。这是用来找一些较不知名的物件的好方法，如果汁卷糖（fruit roll-ups）或白宫。这也对图片和物品配对非常有用。

如果孩子在相同和不相同的物品和图片配对中表现出色，下一步是评估孩子将不相同的物品进行分类的能力。在这个评估中，可以把不同类型的苹果图片和不同类型的狗的图片放在桌上，并要求孩子整理出所有的狗。当孩子越来越成功时，可以要他做更复杂的分类，如要求他分出饮料与动物，或车辆与食物。

其他视觉表现技能包括拼图、搭积木和走迷宫。

至此，我们对孩子各项领域做了评估，现在让我们根据这些帮助孩子进一步学习吧。

---

①原注：www.supenduperine.com 是一个以专门经营各种玩教具为主的英文网站，既包括普通儿童玩教具，也包括专为孤独症儿童设计的玩教具。

第四章 开发强化物

我们对正强化都会有反应

我们都有在生活中获得高度赞美的记忆，例如，在中学时代演话剧得到的喝彩，工作考核得到上司的肯定，或是因为钓到一条超大的鱼而上了报纸。你也许已经发现，一旦得到这样的赞美，你会想要继续这件事，因为能得到更多的赞美。你想要表演得更好，工作得更好，或钓得更好。简单地说，你的行为带来的回报强化了你的决心，让你的好行为在未来增加。

不论是因工作出色而获得的热烈掌声，或者只是每周工作后得到的薪水，我们每个人对这些强化都会有反应。我们有礼貌是为了得到消费者的一个微笑，我们当志愿者是因为帮助别人的感觉很美好。

孩子也一样，即使是发育迟缓的孩子，当他们因行为得到奖励时，也会做出积极的反应。这些奖励叫做强化物，强化物是帮助孤独症儿童学习的最有力的工具。从一开始就要确认如何才能给孩子提供有力的强化，这非常必要。

有力的强化物

须知强化需要对每个孩子个别化地使用，并依个案每天改变，所以强化物清单需要不断变化和拓宽。有些孩子喜欢糖果，但是有些则讨厌糖果。有些孩子对贴纸或具延迟强化的代币系统反应很好，然而有些孩子最好能立即强化。甚至如前所说，有些孩子可能会对责骂和隔离感到有强化作用。

我有幸在莱瑟姆博士过世前听到他演讲，他是《正向教养力量》（*Power of Positive Parenting*, 1990）一书的作者。在这本书中，他说所有人在每获得一次负向反馈后，都需要再得到八次正向回馈。他的演讲改变了我的生命。他描述了总给学生很多负向反馈的课堂，然后又对照描述了一个“好”课堂。那里的老师每给一次负向反馈，就会再给出八次正向回馈。你给予的正向回馈可以是非语言的，也可以是语言的。对孩子竖个大拇指，或只是笑一下，都可以有强化作用。我相信如果工作和学习环境中所有的人都使用这样的法则，成人和孩子将会更快乐和更有生产力。过去几年我学到，如果没有给予他足够的关注，不管是孩子还是成人的行为问题都会增加，以获取你的关注。对于大多数发育障碍孩子来说，当每周的配合与学习完成之后，给予他们比平时更多一些的赞美和奖品，这是一周工作结束前的重要事情。

开发强化系统听起来很简单，是这样吗？实际上并非如此，这是相当困难的事情。以下告诉你为什么：在饱足和剥夺的法则下，孩子在不同的时间点，针对不同的事情，对不同的强化物会有不同的反应。

不论孩子多么喜爱饼干，一旦他已经饱足了，就不会把饼干当做强化物，饼干不再是强大的动机因子。想象孩子在糖果店，他必将对糖果渐渐地失去兴趣。将孩子最爱的强化物剥夺可能在某些时候有效，但也是一个危险的平衡。虽然这样做会增加强化物的价值，但也可能制造出一种气氛，孩子觉得他必须非常努力工作之后才看到短短几分钟的电影。如果相对于强化物来说，任务过难，孩子就可能认为不值得他去努力工作。孩子会在一个阶段喜欢某种特定的食物、某一本书或某个活动，但下一个阶段他又不喜欢了。这种阶段性偏好变化在普通孩子身上也是一样的。

虽然看上去很复杂，不过你最终能做得非常棒，况且，它很容易开始。现在我们就开始吧。

选择强化物

语言行为课程开始阶段，要挑选出那些老师容易控制的强化物。例如，他最喜欢的球在起步阶段并不是一个好的强化物，因为在强化完成时，可能会导致与孩子发生争夺。相反，饼干容易被切分成小单位，每一次给少量。其他容易控制的强化物包括 M&M 巧克力豆，或倒在小杯子里的果汁。糖果或饮料一旦被吃掉或喝掉，孩子就可以通过重新投入工作再获得。

食物通常是最好的强化物之一，但是父母和专家都对此犹豫不决，该不该整天给孩子提供少量食物。对某些人来说，这像是训练狗；而对另外一些人来说，他们对孩子做这样轻松的工作就能得到奖赏有异议。此外，孤独症儿童常见进食障碍，往往体重过轻或过重，且通常非常挑食。

我也担心整天持续地喂孩子食物会有风险，不只是因为体重的问题，如果整天都吃糖果，也担心他们的牙齿。然而，我在工作中很少遇到对食物强化不产生正向反应的孩子，在几百个孩子当中，只有极少数在开始阶段只需要给予赞扬就有正向反应。因此，在执行语言行为课程的初期，几乎都会用到食物。不过我们的计划是给他们喝一小口、吃一小块，以免最后变成吃太多。还可以尝试拿白水或稀释的果汁当做强化的饮料选择。孩子最喜欢的饮料、糖果、椒盐脆饼和小金鱼起司饼干，通常会是孩子在学习“提要求”时最早用到的几种食物。

以视频和 DVD 作为强化物

有些强化物不是食物，但容易掌控，可用这些强化物来帮助孩子。在此类别中最有力的是电视。大部分孩子喜欢在便携设备上看录像带或 DVD。现在你可能会想：我先是整天喂孩子吃他喜欢的东西，然后，还得让他看电视？那他什么时候能学习？有必要再次强调 VB 课程能有效地让孩子学习，它的设计原则保障了这一点。目前，你正在找出能帮助孩子长期学习的最佳奖赏系统。同使用食物强化物一样，电视或看录像带也应少量给予，几分钟的工作将能让孩子看 30 秒他喜欢的录像。好的做法是购买那种可以放在桌上，附有录像带或光盘播放装置的小电视。如果实际生活中很难这么做，那么就把家里的电视机尽可能放在靠近桌子的位置。不管你买小电视或就近使用大电视，这两者都需要遥控器，可以很快地开关。

你也许担心，孩子喜欢的录像（特别是他喜欢的片段）被关掉，他会生气；你也许担心他会不满足于给他的那一点点食物。本书后面几章我们将学到，如何在工作中应用强化物，但目前首要的是辨认哪些事物会让孩子产生积极的反应。

最好的方法是在孩子看录像时观察他，孩子喜欢看预告片还是看片尾演职员表？有没有哪些片段是他一再重复看的？将这些孩子最喜欢的影片细节记录下来。

从对自我刺激或问题行为的审视中开发强化物

在寻找最有力的强化物时，还可以通过审视孩子的自我刺激行为或问题行为，辨识出其中哪些事物可能具有强化作用。如果孩子拿彩色笔在墙上和桌上乱涂，那么，纸张、蜡笔或魔力涂鸦板都可以当做强化物；如果孩子老是在眼睛前面弹手指，他可能是在找寻额外的视觉刺激，那么，旋转发亮的玩具可能对他有用；而有些孩子喜欢自己旋转直到头晕摔在地上，那么，他可能对坐上去转圈圈的玩具有积极反应。

完成强化物评估

现在可以拿出一张纸，列出一些可能的强化物的类别了。列出孩子喜欢的所有食物和饮料；孩子喜欢的所有影片和录音带，包括他最喜欢影片中哪一片段；能在桌面上短时提供的强化物，可能包括肥皂泡泡、会发亮和旋转的陀螺，或一支用来轻拂孩子皮肤的干净鸡毛掸子；第四组列出的是离开桌子进行的活动，这些活动要有动作，例如，扶他坐在弹性运动球上上下弹动，让他躺在地上用运动球在身上滚动，帮他推秋千，把他用毯子卷起来，再快速地打开毯子把他放出来，还有让孩子坐在你的膝盖上帮他平衡，抓着他的身体上下颠倒，或快速摇晃他坐的椅子。

某些情况下有必要填写强化物调查表来更细致地观察和评估。如果和孩子一起工作最多的人不是照顾者，父母应该填写简单的强化物调查表（不同的强化物调查表可以从 www.establishingoperationsinc.com[①] 或 www.verbalbehaviornetwork.com[②] 上取得）。专家也可能需要在设计课程之前观察孩子，观察可以简单到拿 M&M 巧克力豆，然后看孩子会不会拿，或给孩子一碗薯片，然后记录下多长时间以后他才去吃。

记录要注重特殊性和具体性，孤独症孩子十分刻板和挑剔。例如，我的孩子只用吸管喝小纸盒内的牛奶，只吃放在碗里的全麦麦圈（Cheerios）。他不喜欢我用手直接递给他的麦圈，也不喜欢用小纸杯装好一口可以喝完的水或牛奶。如果老师告诉你强化物在学校没有效，那么，请跟老师确认强化物是否用孩子喜欢的方式呈现。一般来说，如果和孩子接触的干预人员不只一位（大部分情况是如此），就需要十分仔细地描述强化物。

如果孩子哭、尖叫或推开某个强化物，那就得再次确认该强化物及给予方式是否适合。

另一种进行强化物评估的方法是在工作桌上摆出可能的强化物，然后观察孩子首先选择哪一个，他玩了多久；如果是食品，他先吃哪一样。还有一种选择是在房间或桌面放许多不同的玩具和食物，或安排一些活动，然后观察孩子和那些事物的互动。记录孩子的喜好可以在无干预的情形下进行，也可以在有你的时候进行。例如，凯蒂在荡秋千，看起来很高兴，你靠近她并且帮她推一下，记下她的反应。你的参与对凯蒂来说是让这个活动更有趣还是更无趣？如果鲍比正在看书，你开始讲关于书里面的一些事情，这个活动对鲍比来说是更好还是更差？对他而言，随便翻页的动作是强化，还是你和他的互动是强化？如果他更喜欢自己看书，那么就可以以此为起点。

---

① 原注：该网站由认证行为分析师霍利·基布和谢林什·特威格斯（Cherish Twiggs）创办，为孤独症或语言发育落后儿童提供培训工作坊或以家庭为主的语言干预。

② 原注：由孤独症儿童家长于 2000 年创办，提供培训的信息、表格范例以及 VB 课程等。

然而，所有这些强化物最终都将与给予强化的大人联系在一起，如上例中让孩子听大人讲故事。我们想要人（不只是饼干、玩具和活动）也变成孩子的条件强化物，这样在饼干和电影之外，我们可以使用赞美和更多自然强化物。

当你列好强化物清单，就可以依照它们有用的程度来排序，最好从少量可控的强化物开始，它们是消耗性的，或使用后就会消失。被吃掉的一块糖果，或在泡泡圈上吹一下，泡泡会很快散掉，这是可控制的强化物两个很好的例子。

如果做不到这一点，有些孩子对于能够拿在手上把玩的东西最受强化，例如书或细绳子，那么，在取回强化物的时候须尽量温和。开始时，可能必须用一块饼干来交换孩子手上的书，或者需要让孩子一次得到几样强化物。要点是，在孩子眼中，教师或父母是给予的人，而不是拿走的人。渐渐地，只要成人小心地不用夺取的方式拿回物品，孩子终将学会不必挣扎而放弃强化物。

如果对找寻孩子的强化物感到困难，也不必沮丧。某些孩子似乎对任何事物都不会感到兴奋。但是我相信所有的孩子和成人，不论处在哪种能力水平，总会因某些事物而产生动机。所以，有可能在课程初始，自我刺激就是他的强化物。如果只有转圈圈或扑手能让孩子有动机，那么，我们就需要把它们发展成强化物。自我刺激行为是个起点，但需要开发出与自我刺激相似同时又可控的强化物，其目的是找出由你给予且比他自己的手指更有吸引力的物品。

开发适龄的强化物

如你所见，我认为很多东西都能作为强化物。家长常问我有关孩子喜好的问题。比如：天线宝宝是最能强化 10 岁孩子的影片怎么办？5 岁孩子喜欢玩为 1 岁半孩子设计的婴儿玩具怎么办？首先，不必慌张，评估孩子是看他的发展年龄，而不是生理年龄。如果 10 岁孩子的语言技巧是 2 岁，那么，他想要看天线宝宝并不令人意外，那个节目适合他的技能。看天线宝宝是开始阶段的强化物，随着孩子技能及信心的提高，他可以被温和地引导接近更适龄的强化物。开始是天线宝宝，接着尝试加入芝麻街，最后再加上阿瑟王或海绵宝宝的录像①。

我不会认为你的强化物会太多。我相信你的强化物数量和类型一定会持续增加。如果你记得饱足和剥夺的法则，那么，当你发现孩子对某个特定强化物出现饱足时，就不会感到意外，尤其是不限制他接近这些物品的话。

由此引出下一个重点。在明确孩子的强化物后，要确保他不会无限制地接近强化物。在开始使用语言行为方法之前，我们家上课房间的地板上经常散落各种强化物。我们采用洛瓦斯方法一年，治疗师在教学休息时间告诉卢卡斯“去玩”，卢卡斯四处看看房间，选择一个玩具玩一分钟或两分钟，随后被叫回到课桌。而在语言行为的课程中，孩子的强化物会放在透明的盒子、袋子或放在高处架子上。孩子在没有成人的协助下应该拿不到强化物，这样可使孩子需要大人，不得不与大人沟通。我们希望藉此让孩子开始觉得，大人是所有好东西的给予者。

在学习环境和强化作用间建立关联

课程方案的下一步骤是“建立关联”的过程。建立关联是指将环境、

① 编注：这几个节目的情节设置、人物关系、台词内容等按顺序逐渐复杂。

人、材料和已知的孩子的强化物联系在一起的过程。你应该已经确认孩子的强化物，并且把这些物品放在工作区域里孩子拿不到的地方，以便可以控制这些物品。建立关联是持续进行的过程，不是你能在少数几天或一周可以完成的事。我的确听到过专业人员说：“我们先用一周来建立关联，随后就可以开始工作了。”但这样的效果不好。

在照顾者或专业人员与孩子工作的过程中，需要一直强化建立关联这件事。当然最重要的还是在学校或治疗时段中建立关联，因为那些时间中有更高的要求。

请记住，即使你是父母，当使用语言行为疗法与孩子一起工作时，你将发现自己会变成孩子的老师或治疗师之一，其实这是一个思考如何在家创建治疗空间的好机会。上课空间可以小到房间角落、孩子使用的桌子，也可以大到整个房间或整个地下室。这些地方将是孩子的工作场所，有工作教材供你教孩子。把工作场所与强化建立起有效关联是成功的关键。

上课场所的布置重点是，要把它变成孩子想要去的地方。你肯定希望孩子跑向这张桌子工作；希望他以后看到认知卡片和其他学习材料时会很开心，很乐于使用那些东西；希望孩子上课时间内没有问题行为。这些听起来好像是梦想吗？

这不是梦想。任何一个学业性课程目标都是让孩子成为愉快的、有意愿主动学习的人。这也是你在家庭课程中所要寻找的指标，你希望孩子愿意来这里。

你能够知道自己正在成功地创建这种类型的环境，也能够通过一些迹象感觉出你的创建没有起到效果。例如，孩子在治疗师按门铃时边哭边逃到外面时，就得重新评估孩子对这个治疗师的感受如何。或是，如果孩子总是抗拒上学，这显示学校环境并没有和强化建立关联。碰到这些情况，需要重新开始在老师和环境及强化之间建立起关联。

如何与强化建立关联

一旦确认强化物，就必须找出方法把你自己（或任何和孩子工作的人）、房间、教材和这些孩子高度感兴趣的东西联结在一起。这称做“建立关联”，此过程简单有趣。成人应该准备好许多孩子可拿到的强大强化物，走向孩子，然后在无需向孩子提任何任务要求之下，把这些强化物给孩子。一开始，如果孩子对老师或治疗师反感，可能不会从成人的手中拿强化物。在这种情况下，成人必须从放一片薯片在孩子旁边开始，或打开电视机然后离开桌子。孩子将自己取用薯片，或独自看电视。此后老师再一小步一小步的，逐渐达到孩子在老师出现时拿取强化物的目的。某些孩子比其他孩子在这方面需要下更多功夫，这不是针对你个人的缘故，只是意味着你得再努力些，再慢一点，以换取孩子的信任。

如果孩子愿意从你手里拿强化物，开始递给他时请保持沉默。当他从你手边快速拿走物品而没有问题行为时，你就可以报出那物品的名称，将你的声音与呈现物品的这个动作建立起关联来。比如，当你给强化物时，同时说：“薯片、薯片，吉米，给你薯片。”

继续使用此方法，直到孩子能容忍你靠近他并且提供物品。一旦他对你感到舒服自在到一定程度，下一个步骤是将强化物放在桌子上，距孩子一小段距离，然后观察孩子是否会靠近你。这个距离可以近到孩子能坐在座位上伸手拿取物品。一旦他开始靠近，就给强化物且没有任何要求。在这个阶段，不要求孩子用任何口语或手语表达。

随着时间的推移，治疗师可以把物品从孩子那里一步一步越移越远，逐渐到他最后需要放下正在做的事情，然后走几步靠近治疗师。不妨花点钱买条摆放工具用的围裙，把物品放入围裙口袋里，让你身上随时有强化物可用。这样的方法能够让孩子学到，和他一块儿工作的大人掌握着所有他喜欢的事物，而且他用不着工作，这个大人就已经常常给他那些好东西。

使用强化物以及将老师和强化物建立起关联，是语言行为课程的第一步骤。孩子需要渴望靠近老师，做好学习准备。若课程一开始就对孩子有所要求，那就太早了。如果对建立关联感到困难，那你可能需要重新评估所用的强化物，并且确保环境本身已经与强化建立好了关联。

在我的工作中，大约半数的孩子很容易完成建立关联的步骤，那样，起步阶段的工作进展相对会快些。一旦孩子靠近你或老师 / 治疗师，而且他看起来愉快时，那就是老师开始和孩子互动的时机。一开始时，可以对孩子解说电视节目内容，或对孩子搔痒，把他放在你的膝盖上摇晃，或对他唱歌。将吸引力较低的物品或活动与较强的强化物建立起关联也很重要。如果凯蒂喜欢荡秋千，但不怎么喜欢听人唱歌，那么，将这两样活动关联在一起，就可以引导唱歌变成未来凯蒂较喜欢的活动。

简单任务

如果你发现孩子很容易让你建立好关联，那么，谨记开始时给他提的任务难度要低一些。我见过非专业人员与容易建立好关联的孩子工作时，犯的最大错误是过快地进展到加入任务。当孩子愉快地靠近工作地方时，你应该开始工作，但要点是孩子不会真正知道他其实是在工作了。如果孩子注意到单纯的强化到工作任务之间的转化，那就意味着**这个转换幅度太大**。

如何确认何时是开始工作的时机呢？在你想要开始慢慢加入任务之前，需要观察孩子的行为。在加入任务之前，孩子应该能够进入工作区，并好好地坐着至少几分钟。孩子应能够容忍你（或治疗师）的声音，及你轻微碰触他的手臂和背部。

我们开始的第一个教学任务是让孩子学习说出或表示出对某个强化物的渴望。一定要从他最喜欢的物品开始。

不固定比率强化策略

当你将强化与简单的附加任务成功地建立好关联之后，就需要了解不固定强化策略（variable ratio schedule of reinforcement, VR）的概念了。不固定强化比率的定义是每次给予强化之间，孩子做出正确反应次数的平均值。开始阶段你会持续提供强化而没有任何附加指令，后来逐渐开始增加任务，但对每个正确反应都给强化。这种对每一个正确反应都给予强化的过程，称为“持续强化比”。接下来，需要执行不固定比率强化方案。

与固定强化不同，不固定强化的好处是，虽然孩子只需完成几个任务就能够获得强化物，但他并不确切知道何时会得到。这类方案的实践表明，经过一段时间练习后，它能够教会积极而且稳定的反应。

不固定强化方案由成人计划好，并逐步增大不固定比率。如果不固定比率为 2，那就意味着在一个教学时间段内，孩子有可能完成一个任务就会得到强化，但也有可能需要完成两个任务，或者三个任务，或者四个任务，才能得到一次强化，而平均下来是完成两个任务获得一次强化。每一组任务叫做一个“教学单元”（run-through），该术语是由霍利 · 基布和谢林什 · 特威格斯 2001 年所创。如果采用不固定比率为 2 的强化比率，第一个练习段中可能需要孩子有三次正确反应之后给予一次强化，而下一个练习段中，只含有一次任务正确反应后就给予强化。

再如，如果不固定比率为3，你可能要在一个练习段中孩子完成四项任务后获得强化，而下一个练习段中，他只要完成两项任务就好，这样平均数就能达到3。

下面是一个不固定比率为3的教学单元实例。该教学单元的反应数（即两次强化之间的正确反应数）是4。

在开始工作之前，先给孩子一片薯片当做强化物，然后说："摸鼻子"——孩子遵从（反应一）。指杯子问孩子："这是什么？"——孩子正确地回答（反应二）。指狗的照片并问："这是什么？"——孩子遵从地答："狗"（反应三）。你说："起立"——孩子站起来（反应四），然后说："我们去跳蹦床。"这活动对孩子是很强的强化物。在这个案例中，贯穿（在强化作用之间，正确反应的数目）的反应数目是4。

孩子和教师走到蹦床上，指导者牵着孩子的手并带着孩子跳（强化）。教师开始下一个教学单元，教师唱："一只猴子跳上……"然后孩子填空："床"（反应一）。教师控制孩子停下来，然后下令说："跳"，孩子跳了起来（反应二），跳本身也是对孩子的强化。这个教学单元的反应数是二。把这两个单元的反应数平均，即不固定比率为3。

增大不固定比率须缓慢且谨慎，应该根据孩子的表现做调整。如果孩子在工作桌上有某些逃避行为，那就需要降低不固定比率。有的孩子在星期一或在假期后上学的头一天，需要采用较低的不固定比率。如果孩子在工作桌上不合作，或是他表现出攻击性、自我伤害行为，或出现自我刺激行为，那么，这通常表明不固定比率太高了，甚至可能需要退回到单纯的建立关联的阶段。时不时地退后几步，增大任务难度时加倍小心，从长远看，这种做法是值得的。

如同VB疗法的其他部分一样，每个接触孩子的教师需清楚并执行相同的不固定比率强化方案。还需牢记，好的工作一定要得到奖赏。如果孩子在某个任务中表现得好，那就不该在此学习时间段内增大不固定比率，因为那相当于对孩子的处罚。不固定比率应该在几天或几周内逐渐增大，而非在一次课程内增大。

持续追踪不固定比率将帮助你测量孩子什么时候会工作得最好，这也是处理在完成桌面任务时出现问题行为的好方法。父母和专业人员并不总能意识到自己在某些时候给孩子施加了过多的任务。密集教学过程中出现的问题行为几乎正是这种情况的一个指示计。大人可能以为自己正带领着孩子玩，实际上，他们的玩法充满条件且没有强化。不固定强化方案能让大人紧扣任务，因为它会提醒大人留意自己向孩子提出的指示。

本章介绍了该如何确定强化物并如何应用它们，以帮助孩子学习。强化是语言行为教学的根本，必须让孩子的学校老师、治疗师或咨询师了解，孩子需要的不只是一天当中偶尔几个“好棒！”若他们不相信这些原则，教学课程将会失败。

我发现有的老师对于在教室里将食物或电视当做强化物感到迟疑，要记得，强化物的选择权不在大人而在孩子。老师会抱怨玩具或影片会对其他孩子造成干扰，且只让一个孩子整天得到糖果是不公平的。然而，不得不说的是，如果不是每个人都了解并支持强化观念的话，语言行为教学就无法顺利进行。请尽力和老师及照顾者沟通，帮他们认识到强化物对于孩子学业及个人成长是多么必要。

一个强而有力、个体化的强化系统，对任何一个在学校实施或在家里实施的语言行为课程，都是至关紧要的。只要这套系统就位，真正的课程，也就是“教孩子和你沟通”就可以开始了。

第五章　要求

卢卡斯2岁时会讲的话并不多，已被确诊为语言发育迟缓。从那时起，他即开始接受语言治疗。虽然我不知道他有孤独症，但我仍希望他得到最好的干预机会，我要尽我所能帮助他。

我参与他每周的干预课程，不久之后我询问他的语言病理治疗师是否有一些工具可以在家里用来帮助孩子。让我惊讶的是，他连一本书都无法推荐给我，但是他鼓励我去看他在课程中做的事情，并在家中模仿这些方法。我无法想象在这个领域中竟然没有可提供给家长的资源，所以我做了一些研究并且找到《结伴对话》（*It Takes Two to Talk*）一书，它介绍了汉娜中心[①]的教学方法（Manolson, 1992）。

老实说，这时我并未去寻找如何帮助孤独症孩子说话的书籍，因为我仍极力否认这个确诊结果的可能性。如果你在读这本书而孩子有语言发育迟缓，但是还没有被确诊为孤独症（可能永远不会），那么，我鼓掌赞许你为了帮助孩子而阅读各种书籍的这种勇气。本书的干预方法将同样可以帮助普通孩子的语言发展。当卢卡斯被确诊为语言发育迟缓时，我的一个朋友建议我也要加入孤独症的干预方式，但是我并没有听从，因为我害怕卢卡斯有孤独症的可能性。但事实上，假如卢卡斯只是语言发育迟缓，应用行为分析会比单独做语言治疗能更多地帮助他。

《结伴对话》提供了一些建议，包括将物品放在较高的柜子上、打乱

---

① 编注：汉娜中心（The Hanen Center）是一家致力于提高语言发育迟缓儿童的语言能力的机构。

固定常规以及再三重复说出某个单字。

那些技巧对卢卡斯就像是魔术一样，他的词汇量增加了一倍以上，而且开始较频繁地索要物品。卢卡斯的语言治疗师拥有非常丰富的背景，很有经验教孩子索要东西，会使他们学得较快，而且行为表现更好。但是，我们不知道如何将环境与强化物建立关联，不知道怎样逐步引入别的任务。事实上，我直到卢卡斯 6 岁，也就是在他开始语言治疗四年后，才知道什么是不固定强化方案。

在进行语言课程期间，治疗师会在一开始先进行一个有趣的活动，像是吹泡泡，然后再试图让卢卡斯要求更多的泡泡。她用这种方法教卢卡斯提出请求或索要。这原本是一个成功的策略，但是她之后很快转为教轮换和一些抽象的概念，例如使用“是”或“不是”回答问题，或是使用前置词、代名词和复数。卢卡斯对泡泡和要求感到开心，但是一旦课程超过那些，就变得困难起来。他的行为也很快变得越来越糟。

要求是语言行为疗法中不可或缺的部分。如前所述，要求的基础是让一个需求获得满足，并和动机有关。孩子必须是有动机才去要求某样物品，这动机或是饥饿，或是对另一个物品的欲望。孩子想要果汁，要求果汁，然后得到果汁。要求课程有一个好处，那就是在上课时孩子的要求总是立即被强化，老师会立刻给予那样物品或活动，强化孩子提出要求的行为。

根据马克·松德博格博士和其他语言行为专家的看法，问题行为几乎总是因为个体缺乏要求的技能而产生，即无法让需求被了解，这在各个层面都是如此。给我一个有行为问题的孩子或成人，我就可以证明他并未学习到如何有效地去要求他想要的物品、活动或是讯息。

口语的表达并非是唯一一种可以满足需求的方式。婴儿可以完美地使用哭声，很多父母说他们能够分辨想要食物的哭声和想要换尿布的哭声。我并无这种技巧，但是我知道如果我的孩子哭了，他一定是有所需求。哭是新生儿最初的要求，而且是生存的基本技能。一旦婴儿长大了，他们的要求会变得更明确，这种要求技能会不断发展。一个 6 个月或 8 个月大的婴儿想要被抱，或是想要用果汁代替牛奶，会发展出一个沟通系统以满足这些新的需求。一般的孩子将学会用手去指出物品，或伸出手臂，或是使用一些手势。孤独症或其他发育迟缓的孩子可能不会发展出手势技能，而事实上这也是孤独症的标志性症状：到 18 个月大时，还缺乏手指物品的能力。一个无法表达需求的孩子，哭的行为将会持续出现，且因此逐渐形成了哭和发脾气的沟通模式。

如果孩子要学会与你沟通，教他学会提出要求是一项基本的技能。在开始之前请务必要确认你掌握了非常强的强化物，且学习环境也与强化作用建立好了关联。如果你需要有关这部分的指导，请再重新阅读第四章。你还需要知道孩子对于哪些事物是有动机的。

如果孩子伸手去拿桌上的物品（饼干或果汁），或是拉你的手并且带你前往至某个物品或是活动，我们就会知道孩子对哪些事物感兴趣。有些孩子会指出想要的事物，或是发出非特定的声音来表示他们有某个欲望。例如，蒂米是一个 4 岁的孩子，最近被确诊为孤独症。他的父母亲急于开始应用行为分析 / 语言行为的干预计划。蒂米可以说几个字，但不会要求任何东西，即使他想要的物品就在他的视线范围内。由于要求视线内的实物比要求活动更加容易，因此，我们将会着重在教蒂米用口语要求可以看得见的物品（针对没有口语的孩子会有不同的策略，这个部分将会在下一章继续说明）。

蒂米可以命名物品，包括球、书、床以及飞机。蒂米最喜欢的强化物有薯片、糖果、果汁、开水、恐龙巴尼的书和影片、荡秋千、在小的弹簧垫上跳，以及坐在大型健身球上上下晃动。他的父母亲买了一个适合儿童使用的桌子，放在靠近电视的地方，并且聘请了一个有一定经验的治疗师来进行一周三次的训练。蒂米对于坐在桌子前毫无兴趣，如果治疗师或是父母亲要求他坐在桌子前面，他就会出现抗拒的行为。他会坐在地板上完成拼图，而且喜欢把车子排成一条直线以及配对，但是他不喜欢大人尝试去干扰他正在玩的活动。他妈妈和治疗师都认为他们可以开始教他要求的技能了，这种想法对吗？

错！

在这个例子中有一些需要强调的要点，如在教要求之前应该了解的需要的技能。首要的是，环境并未与孩子的强化建立好关联，如此将无法让计划成功。我注意到，当专业人员以及家长尝试去设立语言行为计划时，最常见的错误就是急于开始进行干预。如果你急着要求孩子，孩子对于将要发生的事物不会有很好的反应。这是我看到的很普遍的现象，几乎每个家庭以及学校的咨询中都会发生。

教学环境中的强化作用绝不嫌多。

在开始向孩子布置第一个任务之前，须确保他会跑向治疗师，开心地接近坐在地板上或是桌子前的人。他应该伸手想拿他喜爱的物品，然后在没有任何附加条件下得到强化物。此时正是你开始要求训练的时机。

开始时，确认蒂米已经会说哪些字，分析找出几个最适合的，用于首批要求教学。蒂米可以命名球和书，而且在球上弹坐和巴尼的书是他的强化物，因此，这两个要求是我们可以最先教的。大部分的早期学习者需要在一开始时学习 3~5 个要求。因为蒂米已经可以说好些字了，所以他将要学习 5 个要求。

一个时段中不要只教一个要求，否则将会产生过度泛化的行为。例如，如果孩子学会要求说出“电影”，然后就可看到电影，最后他将学会不论什么时候他想要看电影，他必须要说出“电影”。但是，如果对这个孩子只教一种要求，他可能会过度泛化而使用“电影”这个字来要求其他物品，例如果汁或球。

这就是为什么你一定要同时教 3~5 个要求。

另外一个错误则是在一开始的时候去教学生使用“还要”和“请”。缺乏应用行为分析 / 语言行为经验的人员常会在开始教的早期使用这些字。孩子学习到当他们想要某些物品时，只要要求“还要”就可以得到，但是他们并未学习到对于该物品的明确要求。“请”和“还要”这些字是抽象的概念，对于语言能力受损的孩子而言，可能无法理解。你该教的是要孩子要求视线内的物品，这些物品最后会逐渐退到视线以外，我们希望到那时候孩子仍有能力要求那样东西，比如放在冰箱里的冰淇淋。但是如果蒂米学习用“还要”来要求物品，那么，当冰淇淋是在视线以外时，身旁的大人会不知道蒂米到底“还要”什么东西。

此外，不必要求一个语言发育迟缓的孩子用完整的句子来要求物品。如果孩子想要饼干，并且说出“饼干”，这就已经是适当的要求，他可以得到饼干。要求技能的进步不在于学生能说出的句子有多长，而在于学生能用字或手语表达出不同的需要和欲望有多少种。在学生能够很流畅地要求视线外的物品之后，才能开始教字词的组合。可以开始教 2~3 个字的句子，以求更明确地指认物品，例如，红色的糖果、巧克力饼干或是甜饼干。一次增加一个词，而且加入的词必须是有意义的，能帮助学生进一步地表达其需求。

在明确什么是不应该做的事之后，我们就准备好开始教蒂米要求了。

你已经选定了一些要求的目标，包括书和球。因为你知道蒂米会说书和球，而且那些是他的强化物，所以教蒂米要求书和球应该很容易。在开始阶段，让孩子的任务简单是很重要的。

除了书和球之外，还需要找另外两种食物。根据经验，在起步阶段的要求训练中加入两种食物和两种活动会是很好的做法。不要五种全都选择食物，因为要在一整天的作息中进行要求训练，而孩子会想要参与不同的活动。如果一开始的要求训练只有食物，那么，未来的要求训练将只能在点心时间进行。

再去查看一下蒂米的强化物列表，并且考虑哪些食物和饮料是日常生活中较容易得到的。有的物品并不适合放在开始阶段的要求训练，例如，薯条、培根、冰淇淋，因为这些食品需要加热或冷冻，所以在一整天的作息中，它们难以随时提供。既然糖果和薯片在他的强化物清单中，而且它们也很容易给予，我会因此选择这些食品。我把果汁作为第五个目标，因为蒂米对它的喜好程度大于开水。

选定要求的目标时，可以想象自己在国外，完全不懂该国的语言。哪一些词可以满足需求，是你最先想要学的？你会想要学会说厕所、开水、披萨、食物、出租车或是旅馆。对孩子也是一样，他需要学最能满足需求的字词。

所以我们有五个要求的目标：球、书、薯片、糖果以及果汁。这些是一开始我们要教蒂米用来要求物品的词汇。

需谨记在心的是，普通孩子在学习要求时可能只需要几次练习，但是对发育迟缓的孩子而言，可能需要上百次甚至上千次的练习。你的工作是要确认孩子一整天有许多练习的机会。事实上，要给孩子每天提供数百次的练习机会。这意味着你必须要去创造情境，让孩子有动机再三地要求物品。

要求本应在一整天的作息中都会发生，但专门拨出几个时间段用来教学很重要。进行要求训练时，可将选好的强化物（如薯片）分成小块。把十片薯片每片都再分成四小片，把一大块饼干分成十小块，然后就可以开始要求课程了，孩子在这个过程中将有五十次机会去要求两样他喜爱的物品。一次训练课程可以短至两分钟，长至半小时。这段时间内你必须完全集中注意力教孩子要求，这个过程也可以让你和孩子建立起更多的正向关联。

准备好这五样强化物，确定在何处进行课程。可以在地板上或是桌子上，孩子喜欢哪里就在哪里。把薯片和糖果放在透明的袋子里，让孩子可以清楚地看到。放一个小杯子在桌上，还有装在容器里的果汁，你可以倒少量果汁给蒂米喝。

如果你选好有力的强化物，且教学区域也与强化建立好了关联，那么，当孩子看到放在你面前的这五样物品时，应该会接近你。他可能会指出哪一个是他首先想要的。他可能开始到球上弹坐，或是去抓一袋薯片。既然你无法让孩子说话，你可能需要使用后门（backdoor）方法来教蒂米要求。因为蒂米看到了最强的强化物就在眼前，所以他可能会自发地参与要求课程，开始坐到球上弹跳。你可以抓着他的手，让他弹得更高，因为你知道他喜欢这样。显然，孩子喜欢这样的玩法（他鼓励你继续帮他弹坐，而不是将你推开），之后你要很清楚地说出三次“球”，每次之间要有约 1~2 秒间隔。

别担心他会因为正在球上弹坐，而会混淆“弹”和“球”这两个字。蒂米会说“球”这个字就是你的教学起点。当孩子开心地玩了约一分钟之后，用你的手带着孩子的手，放慢他的动作以至于他能停下来。现在，强化停止了，你必须很快地再次建立关联，说出“球”这个字（三次），然后再开始带他在球上弹坐。

如果蒂米在课程中的任何时候仿说或是自发性地说了“球”这个字，你需要立刻更加热情地带着他弹坐，并且说：“说得好，球”，“球、球，蒂米说了‘球’”，或是其他类似的句子，同时要给予大量的赞美及强化。

在开始阶段保持指令的简单化，不用句子是很重要的，像“如果你要玩球，你要说‘球’……说‘球’。那是一个很大的要求，虽然对你而言不是，但对蒂米来说那几乎是不可能理解的。如果你用了那些句子，那其实相当于在清楚地告诉他，强化停止，你该工作了。当教师给予强化物与说出物品的名称两到三次形成正向关联，这个教蒂米要求的课程就与逐步建立关联的课程很相似了。

蒂米可能根本没说出“球”，那也没关系。继续和蒂米一起玩，直到他不再有兴趣，或者继续训练其他的要求目标。有些孩子对某个强化物有最强的喜好（如果用从 1 到 10 来表示喜爱程度的话，这样的东西能达到 10）。当你对这类孩子进行其他目标教学时，可能有必要先把最强的强化物收起来。在蒂米这个案例中，要求的课程需要选在他肚子饿的时候，他才会很有动机去要求你为他准备的食物。

如果教学中几样强化物里有一项明显是孩子最为偏爱的，那么，可采用混合强化物的策略。趁蒂米仍然坐在球上，给蒂米一片薯片，并且命名薯片名称三次，然后，把球移到桌子附近，这样蒂米不用从球上下来，就可接触到桌上其他工作所需的物品。在这个例子中，球可以当成他学习时的椅子。万万不可把孩子从球上拉下来再拉到桌子前，那会使你之前建立起来的强化关联失效。如果他实在对球太喜爱了，而不要其他的要求目标，此时用别的物品进行教学是不会成功的。如同之前所说的，要求必须与动机有关。

继续使用同样的程序于其他的要求目标。当教蒂米要求巴尼的书时，只针对“书”做训练。等蒂米已经学会几个要求，就可以进展到教他两个词的重要短语，例如，“拍球”或是“推球”，或是“（恐龙）巴尼书”和“小玻书”[①]。

一旦蒂米可以自发性地要求其中一样目标物，就可以再加入一个新的要求目标。选择新的目标时，要确保可以继续在食物、物品和活动之间混合进行，并且选择一个词作为此物品的要求。

但是，如果不成功呢？如果我们已经用孩子喜爱的强化物练习了上百次，但是孩子仍然没有办法要求呢？这种情况的确会发生，不过，我们也有应对的策略。你需要开始将词汇与手语建立起关联；这个部分在下一个章节会有详细地描述。不要担心孩子会因此不说话。手语教学是一

① 编注：英国系列儿童图画书的主角小玻（Spot）是一只天真活泼的小狗。国内已引进小玻系列书，译名为“小玻翻翻书系列”（接力出版社，2006）。

种策略，它较容易给予辅助，有时候，它是孩子在词汇与需求之间建立联系的唯一途径。

可喜的是，对于大多数像蒂米这样的孩子，通过细心地建立好关联，并进行密集的要求训练，他们就能够靠说出一些词汇来索要物品。当孩子能够要求几十样在视线内的物品时，就可以开始训练他要求视线以外的物品。最好的方法是去找一些视线以外的活动，例如“推”秋千或是“搔痒”，“打开”或是“搬”也很好。将实物撤离到视线以外，必须是逐步地进行的，例如，先给蒂米薯片，并使他开口要求几次。一旦蒂米完成几次要求，但还想再要，则可以将袋子移动至桌子下方，或是把薯片藏在桌上某个物品的后方。如果把强化物移至视线以外，孩子就不再要求，那么，可以迅速地在孩子面前晃动一下强化物，或是口语提示，并且很快给他薯片。

如何判断蒂米有没有进步？收集数据很重要，凭它你就能知道他学会了多少。这样做对孩子和你都很棒。有时候你会感觉好像没有多大成效，但是你能够从数据中真正知道你和蒂米学了多少。

数据的收集在语言行为教学中是非常重要的部分，课程进展得越来越复杂时，你就会很高兴记录了数据。可以使用和追踪问题行为同样的计数器来追踪进步的成效。可以去文具店或是网上（www.difflearn.com）买几个计数器。在一天之内的不同项目课程中，使用不同的计数器。在要求课程中，每位训练师都应该用计数器收集这名学生出现要求行为的数据。将每次要求训练中学生所出现的要求次数记录在本次课时长度的旁边，然后把计数器的数字归零，以备下一次上课时使用。

还可以在要求课程中同时使用两个计数器以统计孩子要求的次数，一个用来计算辅助后的要求次数（你用口语提示说“薯片”，学生仿说“薯片”）；另一个用来计算孩子独立完成要求的次数（孩子不需要口语提示就能说出要求来）。开始阶段，经辅助的要求数量应该至少是孩子独立要求数量的两倍。

代替计数器的一个方法是制作一张简单的表格，在上面列出这五样要求目标，孩子每一次说出那个字就做个记号（见表5.1）。这会帮助你看出孩子对哪些物品要求的频率高，对哪些物品要求的频率低。

表5.1 要求记录表

日期：6/6　　　时间：15分钟

	提示	独立/物品在视线内
球	正　丅	下
书	丅	正　丅
薯片	正　下	一
糖果	丅	正　丅
果汁	正　一	一

不管通过哪一种方法，都可以得知课程效果如何，它是怎么进展的。这些记录还会激励有进取心的教师更努力地帮助孩子提高每天、每周的要求次数。在继续更高阶的要求课程之前，必须确定孩子的语言基础已经足够稳固了。

或许需要好几年的时间，孩子才有能力学习如何对诸如“注意力”或“信息”之类的事物提出要求，但在那之前，他就有能力与你沟通了。沉下心来努力吧，这是一个你和孩子一生都需要的学习过程。

如果孩子已经准备好了，你将开始在下一个阶段教他更复杂的概念。谨记，必须根据孩子的速度前进，强化效果才能维持。当孩子可以要求视线内或视线外的物品、动作以及活动时，就可以教更进一步的要求，包括要求注意力。这包含了一些词组，例如“嗨，看这个”或是“看我做的”或是“看！这里有牛！”这是较复杂的，因为我们已经知道，要求的字或句子要和孩子的动机有关。蒂米必须想要得到你的关注才会提出要求，否则，就不是他的真实要求。我们很容易去创造想要食物的动机，但使孩子想要让你看一头牛，那就困难多了。

此外，一个孩子最后要学的就是要求信息。要求信息的例子比如“我的鞋子在哪里？”“袋子里面有什么？”或是“你怎么做的？”教要求信息同样也是困难的，需要时常提醒自己要慢慢来。可以用强化物来促使孩子想知道某些信息。例如，可以放一些孩子喜欢的物品在袋子里面，并且在孩子面前摇晃。当孩子试图看一下里面有什么东西时（那就是动机），这时候就要提示他说“什么？”或是“袋子里面是什么？”然后给他想要知道的信息，也就是给他袋子，让他拿出袋子里的强化物。

www.establishingoperationsinc.com 这个网站是由霍利·基布以及谢林什·特威格斯所建立的，其中有许多关于教复杂要求的资讯，是一个非常棒的网站。

一旦孩子能够通过要求来获取他想要的，你就会看到他的行为有所改善。如果没有，就需要回头看看计划的目标是否真的包含了他的需求，还要再次确认环境是否够丰富。要相信孩子会做得到。

接下来，我们要开始进行其他的语言操作，增加孩子的沟通技能。到目前为止，你可能感受得不多，但是我想当孩子可以至少用一个字跟你沟通时，你一定是开心的。他说出来的话在你的耳朵里听起来就像是音乐。孩子正在对你说话呢！让我们继续保持这个动力吧。

第六章　改善无口语或口语受限儿童的语言能力

很多时候，即使每个环节都做对了，孩子仍然没有语言出现。

在上一章里我讲解了如何教孩子用口语说词汇来表达需求。

现在回到上一章中蒂米的例子。想象一下，尽管已经听到蒂米说出一些词汇了，尽管他已经看到物品并且你已经提供三次声音示范，如此重复了几百次之后，可他仍未对你的示范做出反应，不用口语提出要求。

有些孩子不管你如何认真教他，或是无论强化物的强度有多大，他还是学不会提要求。如果你的孩子也是这样，那你很快就会意识到应该改变计划。不能持续给一个不学习的孩子强化物，强化的原则是——被强化的行为将会增加，因此，如果奖励了蒂米不说话的行为，也不用其他方式沟通，那么，他的沉默将会被强化。

我知道这很让人困扰，但即使不用口语，仍有系统的方法可以协助你教孩子沟通。如果孩子从未说过话，或是你曾经尝试让孩子使用口语去要求但他未能做到，那么，需要开始使用非口语的教学计划。

我们无法强迫一个人去说话，因此，辅助要说的字是没有效果的。如果你对孩子说“说‘猫’”而他没有回应，你没有任何办法强迫空气通过他的声带使他说出这个字。但是，你可以协助他比划出“猫”这个字的手语或是指向“猫”的图片。有许多有效的策略可以增加无口语孩子说话的机会。这些策略能够帮助孩子更清楚地沟通，这样，不论他们口语水平如何都将会有所进步。

自从 2003 年成为认证行为分析师起，我就对能帮助无口语儿童获得口语能力的策略很感兴趣。我常常和年纪大一点的孩子一起工作，按照父母和专业人员的说法，他们都是不说话的孩子。而在我接触他们几分钟后，这些孩子几乎要说出一个字了。

当我在教室里和这些孩子工作时，在一旁观察的专业人士往往惊讶于他们看到的进步，甚至认为那应该是一种魔术吧。但是我所做的只是从马克 · 松德博格博士和文森特 · 卡蓬博士等专家那里学来的一些教学程序。你也可以在家里应用这些教学程序。

在我的职业生涯中，我将这些技术使用在不同程度的孤独症以及其他有障碍的人士身上，包含唐氏综合征在内。

卡蓬博士的影片示范让人惊讶，事实上好到让人不相信那是真的。但是别怀疑，无口语孩子是可以开口讲话的。我曾经教过一个 14 岁的学生，在转换到语言行为教学后几个月，他发展出有功能的语言。

单纯的语言治疗是有帮助的，尤其是在行为学原理指导下应用时，但普通的单纯语言治疗通常无法帮助完全无口语的孩子。语言病理学家若阿纳 · 盖伦泽（Joanne Gerenser）、南希 · 考夫曼（Nancy Kaufman）和塔玛拉 · 卡斯珀（Tamara Kasper）等人将 ABA 的方法融入他们的治疗技术中，得到了很好的疗效。

有许多研究结果支持的技术可以促进孩子发出声音或改善口语的可能。手语绝对是我教无口语儿童表达需求时的首选。

手语与其他辅助沟通系统的比较

辅助沟通系统（Augmentative Communication Systems, AAC）是指各

种用来增强或协助语言的系统。掌握了斯金纳语言行为分析的 ABA 专业人员会经常建议使用手语。

转而接受 VB 疗法的孩子中，只有很少数曾经用过有效的辅助沟通系统。事实上，即使他们会使用一些手语，往往也都非常依赖辅助，或者只能使用最简单的手语，如“请”和“多一点”。在我观察到这些无口语的孩子所使用的辅助沟通系统显然无效时，我知道需要从头来过。

最常使用的三种辅助系统的方法是：手语、语音输出装置（Voice Output System）以及图片交换沟通系统（Picture Exchange Communication System, PECS）。

我会优先选择手语，因为它随时可用，可以广泛地使用在语言行为的疗程中，适用于所有不同的语言操作项目。研究显示，如果在说话的时候同时使用手语可以有助于改善发声。

如果一个孩子可以使用手语，当他在游泳池里或是在跳蹦床时就可以趁机教他，这两项活动是非常强的强化物。在有趣的活动中，孩子的双手总是可以使用的，他因此而有好几百个机会去提要求。

手语可以让孩子在视觉上感知词汇之间的差别。“球”和“饼干”的发声不同，手语表达形式也不一样。这和说话有些类似，每个词汇的动作都有一些不同。因此，一旦孩子学会用手语表达“饼干”，接下来就很容易教会他们在看到饼干的图卡时用手语打出来，直至最后回答“告诉我哪些是可以吃的东西”这样的问题时，他都可以使用相同的手语回应。这样就能够让孩子最终将手语应用于不同的语言操作项目中。

但使用手语也存在一些缺点。其一就是大人必须先学习如何使用手语，而且为了有效率地使用，还需要所有和孩子接触的大人都了解 ABA 的基本原理，例如：建立关联、强化、辅助、塑造与辅助的撤除。其他常被提到的缺点有：手语不能在社交环境中被理解，因此，在麦当劳用手语打“汉堡”时其他人是看不懂的。随着孩子年龄增长，这确实是很大的问题。但是，在学龄前或小学，有明显语言缺陷的孩子，比起他们长大进入社会，在校期间有更多使用手语的机会，大人学手语的话，全体家庭成员都必须学。最好的学习方法是使用自制的图片 / 手语对照字典，里面包括图片和对应的手语说明；或者请专业手语人员对孩子已掌握的手语作示范并录像学习。

语音输出系统

语音输出系统是一种机器设备，孩子有选择地按键，设备便会发出声音。在比较简单的系统中，孩子只需要从一些喜欢的物品中去辨别，也有相当复杂的系统，但孩子必须有较高级的语言接收能力并且可以组织成句子。

使用这种系统教孩子，大人必须具有相当的技术，能够下载图片来更新系统，确保这个装置能有效地运作。大人还需能够帮助孩子解决一些问题，包含维修故障和准备一个应急系统。这样的装置相当麻烦，因为使用它需要具备相当高水平的接收性语言能力。该系统可能需要花费 5000 美元，是所有替代语言选择中最贵的一项。

图片交换沟通系统

图片交换沟通系统通常简称为“PECS”，是一套系统化的方法，用来教孩子使用图片去要求物品。我的孩子到 ABA 学校就读后，我就在 PECS 的创立人邦迪博士和弗罗斯特的指导下学习如何使用 PECS。这个学校常常使用 PECS，甚至对有口语的孩子也是一样。

语音输出系统和 PECS 都有的一项优点是，语音输出系统发出的声音和 PECS 系统的图卡对大人和其他孩子来说都很容易理解。

尽管与语音输出系统相比，PECS 是比较便宜的，但它还是有一些缺点。在通过 PECS 的起步阶段训练后，孩子必须学习拿起一些相当抽象的图卡来和大人交换物品。比如，孩子想要得到玉米片的话就必须从一大堆的图卡中找到玉米片的图卡。孩子最终也需要从一大本图册中去选择一张图片，而这本图卡夹册不便随身携带，并且会耗费许多时间来使用或维护。当卢卡斯使用 PECS 时，我得经常说："我需要一张新的披萨饼的图片"，或是会听到工作人员说："我找不到卢卡斯的披萨图片了，我们要找时间再做一张新的。"

此外，PECS 的图册必须跟着孩子到任何他去的地方。当孩子在游泳池或是在跳床上跳的时候，PECS 图册对于练习表达需求没有用处。

虽然我推荐使用手语，但是如果孩子正成功地使用辅助系统或是语音输出系统，不必立刻中断。这里的重点是要去评估目前使用的系统是否运作良好。可以通过回答下面的问题来评估：在一整天中，孩子是否可以独立地使用这个系统来表达他的需求？（不只是在点心时间或是当这个装置 / 图册正好摆在孩子可以拿到的地方时）孩子会因为这个装置太笨重、出现故障，或是无法流畅地使用而生气，或产生其他的行为问题吗？孩子在各种环境都有这个系统可用吗？在家或学校都可以一致性地使用它吗？

如果通过回答这些问题发现孩子只有在某些时候使用这个设备，那就该考虑在某些活动时让他使用手语。例如，如果孩子只在点心时间使用他的语音输出系统或 PECS，但不能在游泳池或是跳床上把那设备带去使用，那么，可以在这些活动进行时让孩子使用手语。

几年前我和一个 8 岁大的孩子一起工作，当时他使用语音输出系统，也可以很流畅地使用 PECS，并且把 PECS 当做语音输出故障时的预备系统（在我看来，语音输出故障好像常常发生！），我们也教他使用手语。不必限制孩子使用一种设备，因为我们的目标是让他学习如何沟通，而非学习使用一个系统。

熟悉如何教手语

我建议教那些还没有口语的孩子都使用手语，以补充他们现有的辅助沟通系统。如果孩子目前没有使用任何一种合适的辅助系统，手语可以成为他们有效学习和使用的选择。

第一步是教会自己一些手语。不要惊慌，这不需要报名上手语课程。你只需要学会用手语打出孩子最喜欢的 5~10 个强化物，并为了保证能领先于你的孩子，再多学几个手语。

一旦你学会一些手语，就可以开始教孩子了。当孩子可以用手语流畅地表达两个要求，就再教另外的 2~3 个他最喜欢的物品，教他们用手语来要求那些。老实说，学习手语并不难，教孩子如何使用手语才是更困难的事。在这里我只能强调“熟能生巧”，或至少多练习可以提高技巧。事实上，当要教手语时，我认为不需要将它做到完美。它是一支灵巧的带有 ABA 科学韵味的手部舞蹈，基于 ABA 的科学，引导孩子向使用口语迈进。

大人之间的角色扮演是教这支复杂舞蹈的最好方法，所有孩子都是如此，只是这个方法对于手语教学特别有效。一个大人假装成孩子，第三个大人从旁观察并给予建议。你需要学习判断怎样舞动才被视为正确反应。手语教学没有具体公式，就像在跳舞一样，必须不断做出应变反应。

与孩子一起练习时，在坚持让孩子给出完美反应与你接受他的错误之间，需要找到一个平衡点。如果孩子感到挫折，那意味着你太苛刻了。然而，如果当一个没有口语的孩子伸手想拿饼干时说出“b”，需要立刻强化他。

如果使用手语，就需要和这个孩子接触的人都学会用同样的手语来表达相同的词汇，这些人需要常常在一起开会，或者查看和孩子一起工作时的录像，来确认每个人都使用一样的手语。这可以避免孩子混淆。

最初的五个手语

教手语之前首先要买一本好的手语字典。我喜欢《手势英语》（*Signing Exact English*, Gustason and Zawolkow, 1993）这本书，你也可以使用本书的附录中常用的手语图片[①]，还可以在网络上搜寻手语的范例照片或说明。我推荐一个网站：www.lifeprint.com[②]。

其他有价值的资源如“K 和 K 手势”（the K and K Sign）和“口语工具套件”（Say Verbal Language Kit），是由南希·卡夫曼和塔玛拉·卡斯珀两位语言治疗师开发的。这些彩色的小卡片描绘出孤独症或相关障碍儿童最常见的 150 个强化物。每张卡片背面的说明都描述了如何打手语。卡片背面还有字词的分解，可以帮助语言治疗师以外的治疗者让孩子仿音，从一个最简单的雏形起步，并逐渐形成这个词的发音。

一个分解的例子是“DVD”这个词（它是几乎所有孤独症儿童都喜

---

①编注：在中国大陆，手语词汇的权威读本是《中国手语（修订版）》（华夏出版社，2003 年），包含了五千多个常用词汇国内通用的手语打法。本书附录 3 的手语图片已改用《中国手语》中的打法。

②编注：专门提供美国手语教学的网站。大陆地区的手语系统与美国并不相同，分为以书面为基础的文法手语和以聋人间沟通自然形成的自然手语两大系统。目前国内没有专门用于手语教学的网站。

欢的强化物！）。在孩子可以清晰地发出“DVD”的音之前，按照卡夫曼和卡斯珀的说法，这个孩子应该可以先说出“de-de”，之后是“de-be”，再来是“de-de-de”，接着是“de-be-de”，最后是“DVD”。你可以在www.northernspeechservices.com[①] 上看到这些图卡的说明及购买的信息。

教手语的下一步是选择好你打算最先教给孩子的 5 个手语，它们是孩子用来要求的强化物的手语。有一些手语，像是“苹果”和“糖果”被认为是押韵的，因为在手部的动作上两个相当类似（请看附录 3 中的手语范例)[②]。应该选择五个不相似的手语开始练习，这样会让你和孩子更容易打出这些手语。如果孩子的强化物列表上确实有“苹果”和“糖果”，就应另找一个较为特定的手语，如用“棒棒糖”来代替“糖果”。

此外，应确保这个手语不太难辅助，这样孩子才可能最终在没有辅助之下打出来。有些手语牵涉到复杂的精细动作技巧，需要相当的敏捷度，普通儿童或成人要做到可能都有困难。对于这些手语，就把它简化吧。例如，“电影”的手语相当复杂，但可以让孩子简单地将他的双手放在一起摩擦，就像他在双手间剧烈地搓橡皮泥一样。只要让所有与孩子练习的人都用一样的简化手语即可。

现在你已经准备好开始教学了。开始阶段手语要和你的语言及物品建立好关联。当你将饼干靠近孩子，在给孩子的过程中同时要用嘴巴说及打手语“饼干”三次，此时你就是在物品、词汇及手语间建立关联了，就像你在教口语要求时做的一样。一次同时练习五个词，不要一次只练一个。建立关联的时间视孩子的学习状况而定，可能需要几分钟，也可能需要几个星期。在此提醒，应该要从头到尾都不让孩子感觉到自己在完成学习任务，应让他保持较强的欲望，降低任务难度，直到他可以独

---

①原注：提供各种语言教学工作坊（包括在线会议）信息的网站。

②编注：因美式手语与中国通用手语有所不同，在中国通用手语中类似的打法如“苹果”和“马铃薯”，第二个动作都是双手搭成圆形，如苹果 / 马铃薯大小。

立地使用手语。在任何要求开始时，慢一点，简单一点。

此外，可以用肢体引导或辅助孩子打出手语。如果饼干是孩子的强化物，他伸手去拿饼干，妈妈要在示范打“饼干”的手语给孩子看的同时说“饼干”。之后，妈妈要轻轻地带着孩子的手打出“饼干”的手语，同时再次说出“饼干”（辅助），接着给孩子一小片饼干时最后再说一次“饼干”。全部要求的练习都以这样的流程不断重复。

正向行为就在这个过程中出现。我已经看过许多孩子在看到他们喜欢的物品时，很快就学会独立使用手语。也有很多孩子为了快点得到强化物会开始看大人的示范，并跟着模仿手语，而不需要躯体辅助。甚至有孩子在学习的起步阶段就会边打手语边说出近似的口语词汇。

如果孩子不模仿或僵住手臂，只等你的辅助，那么，应准备撤除辅助。为了让孩子可以更独立，应该对你们比较接近的动作反应给予肯定。

我记得好几年前迈克尔·米克洛斯协助我处理过一个棘手的个案。一个小女孩在学习手语之后，并不独立使用手语。她学的是“爆米花”的手语，动作是两只手的食指指向天花板，同时两条手臂上下移动①。迈克尔指出，这个小女孩很喜欢我拉她的手指做动作，她自己却并不急于用手语表示“爆米花”，因为她不只得到了爆米花，还在享受我辅助动作带来的强化。迈克建议我将她的手臂上下移动视为要求，看到她这样做，即使动作很小，也要尽快给她爆米花。于是几天之内，我们就将她的这个手语动作塑造得相当像“爆米花”的手语了。后来她不需要依赖辅助就可以打出这个手语，并且在几个月后开始说话，完全超出我们的预期。

除了“僵住手臂等辅助”的问题，另一种情况是孩子将他所有会的手语都轮流打出来，就像棒球教练在向打击者打暗号一样。僵直手臂是过度辅助的结果，将会的手语全部展示（我们似乎更常见得到）是因为

---

①编注：此为美国手语打法，在中国手语中，“爆米花”由三个动作组成（见附录3）。

撤除辅助过快，或是对孩子的草率反应予以强化。

绝对不要强化孩子将掌握的手语全部展示的行为。如果看到几个手语混在一起，即使其中含有目标手语，也要将孩子的手放在中性的位置一到两秒，这样他才不会错误地与其他手语连结在一起。随后，你应示范正确的手语并给予足够的辅助，让孩子做对，之后便可以给予强化。

在孩子学会了几个稳定、独立的手语表达需求后，可以开始试验延后几秒后才给强化，等等看是否会出现一些接近的口语发音。但不要等得过久，因为孩子若不开口说话，你也没法控制。

让孩子说话的其他方法

在教表达需求时，手语是我所知道可以帮助无口语或口语受限的孩子的最好方法，但帮助孩子说话还有其他的事情可做。

首先，需要丰富孩子的环境，不断地用词汇来轰炸孩子。我每到一个家庭或学校里第一次观察时，总会听到很多语言，但那些语言对于一个无口语的孩子来说大部分都太复杂，以至他们无法理解。大人说话太快，孩子会误解或混淆。可以想象，如果你置身于国外，而有人对你说话快且很长，你又不懂他的语言，要听懂是不可能的。

当你和约翰尼一起走上楼时，与其说“约翰尼正在往上走”倒不如用大声且有趣的声音说“上去、上去、上去”。试着用“搔痒、搔痒、搔痒”来代替“我要来搔约翰尼的肚子了”。可能的话，尽可能挑单音节且较为简单的字，因为它也是孩子的强化物。你不必学会所有这类字的手语，只要在孩子所处的环境中说出三次即可。我们的一个目标是让这个字和快乐、好玩的语气联系在一起，之后这将会变成强化物。

另一种让说话更容易得到强化的方法，是强化各种牙牙学语声或孩子所发出有些接近正确的声音。可以在一个特定的时间长度内（15 分钟是很适合的长度）用纸将听到的内容写下来，以掌握孩子所发出的声音及其频率。

你重复几次就可以得到基线资料。如果你在 15 分钟内听到“badada”，接着是“oh”，再来是“mama”，你会发现，即使孩子发出咿咿呀呀声音的次数很低，但他把辅音和元音一起发出的能力却相当好。另外，他发出的声音可以被塑造成字。“Ba”可以变成绵羊的声音，“mama”变成“妈妈”，“dada”变成“爸爸”，“moo”则是乳牛的声音。这可以引导你利用这些声音来选择强化物，接着，你也可以刻意说“‘Badaba’，瑞安，说得很好！你说了‘badaba’，来，给你薯片，你说了‘badaba’”，以强化孩子发出这些声音的行为。

也可以在表达需求训练的前后，或训练当中试着鼓励大动作的活动。对某些孩子来说，充满活力的游戏以及促进感官的活动通常都会使说口语的机会增加。当他开始发出咿咿呀呀的声音，就是一个可以记录孩子说了什么的机会，看看孩子是否在大运动活动中有较多的声音出现。

在生理方面，可以促进孩子的口部肌肉运动。我见过一些家长发誓说只用了“说一说”(Talk Tools)[①] 发展的吹泡泡、吹喇叭和吸管课程就让他们 5 岁的孩子使用口语。尽管并没有研究来证实它的效果，但我们可以理解强化了嘴部的肌肉有利于增加口语，就像增强手臂的肌肉可以帮助大肢体活动的技巧一样。这些治疗的工具也能帮助孩子将控制嘴部气流与发出口语两件事联结在一起。语言病理治疗师萨拉·罗森菲尔德·约翰逊（Sara Rosenfeld-Johnson, MS, CCC-SLP[②]）发明了这些口部动作工具以

---

①编注：“说一说”是以帮助有语言或发声障碍人士习得口语为目的的一系列教具和课程，其官网为 www.talktools.com。

②编注：CCC-SLP（Certificate of Clinical Competence in Speech-Language Pathology）是有临床执业证书的语言病理治疗师。

及干预计划，她建议使用不同粗细的吸管以及更难吹一点的喇叭，促进产生更多的口语以及更好的发音。

若阿纳·盖伦泽是一位全国知名的语言病理学家。当卢卡斯4岁的时候，她观察过卢卡斯一次，要我把他的练习水杯丢掉。她看到卢卡斯在治疗室内拿着吸管到处跑，她说练习水杯会阻碍他的发音。她告诉我这些练习水杯跟奶瓶一样不好，并且鼓励我让孩子使用吸管、水壶，或是用吸管杯喝水。这一切都是为了改善他肌肉的强度以及嘴部的控制能力。

改善发音的步骤

如果孩子开始将声音连在一起，用相近的声音发出单字，甚至也许可以发出一些单词，那么，就可以开始训练单字发音的清晰度，让陌生人也可以理解他们说的话。

在我和卢卡斯练习期间，有好几次他的发音变得不那么清楚了。盖伦泽就单字“water”（水）曾给我过建议。当时，卢卡斯一开始发这个字的发音是“wah-yer”而不是“water”。如果多要求他一点，他会正确念出这个字的发音，但是大多数和卢卡斯接触的人听到他说“wah-yer”时就给他水了。如果孩子可以正确地发出这个字的音，那么，所有的成人都只能针对正确的发音给予强化。必须维持住标准，这样孩子的发音就会变得越来越容易让他人听懂。

当卢卡斯大一点的时候，他也出现了一些发音的问题。举例来说，他开始说“Mah-ye”而不是“Mommy”。我和他的ABA治疗师讨论了这个突然发生的发音退步，他告诉我学校的语言治疗师会和他练习他的发音，因为这不是他的专业领域，所以退步的原因是大人们又一次接受了他不清晰的发音。我的解决方法是强调单字，但这却让情况更糟。因为卢卡斯的模仿能力很好，所以开始模仿他听到的所有单字。因此，当我重音读“Mooommm”时，而他听到的是“Mama”（因为我特别强调了最后的辅音），他在几乎所有的词尾创造出“a”的声音，如“cup-a”、“spoon-a”等等，我觉得好像家里有个意大利小男孩似的！盖伦泽建议我开始减少过度强调所有的字尾子音，而这个问题也几乎立刻消失了。

对于比卢卡斯口语还少的孩子来说，重要的是要列一份坚持练习的单词列表，里面的每个词汇都是孩子正在使用的词汇，这样就能帮助他们正确塑造出这个词汇。我喜欢从闪卡开始，并且选择单音节及双音节的容易说出的词汇，像是“猫、狗、床、泡泡、妈妈、苹果、糖”[①] 等等，如果我从中找到一两个能清晰发音的词，就会一整天都和孩子一起练习这些单字。

孩子会发音的单字可以分成三类：清楚发音的单字，仍须练习但有潜力的单字，以及发音相当困难的单字。每天让孩子多次练习第一类可以清楚发音的单字且提供大量的强化物。之后和语言治疗师合作来塑造第二类单字。先将第三类的单字放在一旁，因为你希望孩子去练习较为清楚的单字。如果孩子练习用很难发音的单字去命名物品，本质上是在练习错误的发音，那就不好了。

要让一个孩子说话应该要靠团队合作。帮助孩子说话且发音良好是每个人的责任，坚持使用这些技术几乎可以增加所有孩子开口说话且说得清晰的机会。而且不管孩子年纪多大甚至已经是成人，都别放弃他开口的希望，同时坚持使用语言行为技术教手语的使用，能够帮助拓展孩子的语言表达方式。

---

①编注：此处词汇译自英文原文。在中文中，幼儿最早掌握的单音节或双音节的音有“ma、ba、na、hua、da”等等。

第七章　零错误教学和转换程序

理论上，你已经学会许多关于如何帮助孩子沟通的方法，实践上，我希望你也已经在强化物使用和要求教学上看到了成功。现在，我们来审视一下课程的进展，看看如何确保更加有效率地教孩子。

本章我们将更进一步地学习辅助和辅助撤除，在不同的语言教学项目之间的转换技术，以及错误纠正程序。语言行为课程的成功建立在清楚理解和使用这些概念上。

辅助

辅助指的是小小的轻推或暗示，它会增加孩子正确反应的可能性。好的应用行为分析 / 语言行为课程和二流课程之间的差异通常就在于能否提供正确且详细的辅助策略程序。

本书的很多地方都已谈到过辅助策略，你可能对这个术语已经很熟悉了。然而，你还需要理解和掌握辅助的各种类型、辅助的撤除和错误纠正程序。

教孤独症或任何发育迟缓儿童，非常重要的一点是，不仅要对应用行为分析和语言行为的概念有所理解，还必须有正确的实战操作。

卢卡斯 3 岁的时候，我们开始进行第一个 ABA/ 洛瓦斯课程。在咨询时间减少到一个月一次之前，咨询师花了两天的时间和我们在一起，因为她所接受的训练是来自于被洛瓦斯直接督导的专业人员，她可以在辅助和辅助撤除上提供非常完整的指导。我和卢卡斯的教师在她的团队的观察下，对卢卡斯进行教学。当我们辅助太快或太多，或者强化太慢时，她会给予我们指导。她建议我也要成为卢卡斯的治疗师，至少一周有三小时的练习才可能熟练起来（这是在我开始接受任何教育并成为认证行为分析师之前所做的）。正是她的这些指导，才让我在此领域中得以进步。

辅助等级

辅助的基本元素包含各种不同的辅助类型和等级，它们标志着辅助的介入程度。我们总希望提供的辅助既能帮助孩子成功，又介入的最少。对肢体反应而言，介入最高的辅助是全躯体辅助，也就是说你会带动孩子的手或身体向各个方向移动，如此让他做出正确的反应。比如，告诉孩子要摸鼻子，而他明白这意思或没有模仿的能力时，教师将会带动孩子的手并辅助他的手指碰鼻子，这就是“全躯体辅助”。

“部分躯体辅助”与之类似，但教师的协助仅限于碰触孩子的手肘或只移动他的手往前至他的脸，然后孩子必须摸自己的鼻子以完成要求。

“手势辅助”如指向一个物品。因为没有接触到孩子，所以介入性较低。手势辅助可以在密集训练课程或日常活动中同时使用，例如，当凯蒂没有遵守指令穿上外套时，如果凯蒂对你的指令没有回应时，就需要辅助她，重复你的指令并指向她的外套。如果凯蒂听懂指令的能力很弱，且穿上外套是新的技能，则可能必须在一开始先使用躯体辅助，以后再争取早日降低至低等级的少量手势辅助。

“示范或模仿辅助”介入更低。如果告诉孩子摸鼻子，老师有可能先试着摸她自己的鼻子来让孩子知道正确的反应行为是什么，如果孩子可以模仿动作，那这将会是我们比较喜欢的辅助，此辅助也可以降低为“部分示范辅助”。老师只需要在孩子听到指令做出动作之前，把手指往前接近自己的鼻子即可。

其他在语言行为课程使用的辅助还包含视觉和文字辅助，从技术角度说，这些比示范/模仿类型的辅助介入得更小，对某些技能训练项目，如接收和配对来说，示范往往是使用最低等级的辅助。

大人还可以在一旁为孩子提供视觉辅助。如孩子会手语沟通，老师在给出指令的同时打出手语示意，这就是视觉辅助。如果要告诉会用手语的孩子去“拿球”，你应该在给出“拿球”指令的同时用手语表示“球”。

文字辅助对于较高能力的学习者或普通孩子很有效，比如，给孩子发出口语指示“拿球”的同时在孩子面前呈现文字“球”。

口语辅助是介入最少的辅助类型，每天生活中都会频繁使用。虽然在我看来，有时候用得过多了，但在严重语言发育迟缓的儿童的身上往往并没有效果。口语辅助的形式之一是重复发指令给予提醒。但是，这往往变成了一种唠叨。如果孩子对指令的理解缺乏语言和认知能力，那么，多少唠叨都无济于事。

很不幸的是，有些教师认为通过提高音量和要求时使用更多的描述性语言，将会帮助学生理解。例如，吉米被告知“去拿你的鞋子”，当他不听话时，不正确的口语辅助就会变成，“吉米，我叫你要去拿你的鞋子，拿到楼上去……我们马上就要出发了！”你现在应该能知道，使用的字愈少，孩子理解执行的过程就越容易。

大人在使用口语辅助时，有时可能会强调句子中的某个字，例如“摸鼻子”。若孩子无法理解指令，那么即使大声强调“鼻子”仍不能帮助他们立刻理解。帮助这样的孩子学习技能，往往需给予介入等级较高的辅助。务必牢记，你所选择的辅助要能够在一开始就有最好的结果，不要先大声喊出“摸鼻子”，好几次等不到反应之后，才进一步使用躯体辅助或者模仿辅助。最好是先从介入等级高的辅助开始，以后再力争早日撤除辅助。

我在很早即懂得了指令要简单明了。你应只提供一个前提刺激，比如，你命令孩子“摸你的鼻子”，这就已经是前提刺激了，你只该等待行为的发生，并准备提供结果。有了前提刺激，就该以尽可能少的辅助帮孩子做出正确反应，不应再给出指令增加其他任务或语言。我常常会看见大人不断地重复发出指令却没有提供辅助。

在卢卡斯开始接受应用行为分析治疗后不久，我先生要他去拿遥控器。卢卡斯那时并不知道什么是遥控器，因此，无法完成任务，也无法遵循我先生手指的方向，但是我先生仍继续重复地给予同样的口语辅助，也不断提供同样的部分手势辅助。

因为前提刺激过多，且辅助介入得不够，所以卢卡斯无法完成任务而跑开去做他自己想做的事情。不仅任务未完成，还因为卢卡斯跑去做自己开心的事，他的不听话行为实际上得到了强化。

发指令时，最好只给出一个前提刺激，并只期待一个行为和只提供一个结果。给予太多信息，或者不断地扩大所给的信息量，将会强化孩子懒散的响应，他可能学会不听或不配合也无所谓。

一开始先选择最最简单、只需最少介入的辅助就能完成的任务，而且孩子可立即得到奖赏。要求孩子将球丢到篮框内，这对于孩子来说根本就不像是一个任务，可是，当你奖励他的听话时，他就学到了遵从指令可以获得他想要的东西。此外，辅助要尽可能自然且温和。如果孩子没有将球丢到篮框内，走过去，向他重复一次指令，带着他的手帮助他完成丢球的动作，并给予强化。

这样做的结果，孩子将学会听话可以得到奖赏。

孩子若能经常在有辅助的情况下做出反应，就需要准备撤除辅助，以帮助孩子能够进步。如果不这样做，孩子将会过度依赖辅助，而无法成为一位独立的学习者。

零错误教学和语言操作项目间的转换回合

教孩子新技巧是个令人兴奋的时刻，特别是当你看见辛苦教学的成果时。最近几年，我深感教一个新技巧或者一个新学生时，使用零秒辅助真的非常重要。这意味着，只要你认为孩子有可能答错或做不到被要求的任务，即使这个可能再小，都需要给予立即的辅助。当发现孩子开始理解任务时，就应该开始撤除辅助。在几个有辅助的回合之后，马上进行一个转换回合，以此来实现辅助的撤除。

四年前当我学习转换回合时，不禁惊叹“啊哈！原来如此！”我当时参加了由霍利·基布和谢林什·特威格斯指导的语言行为实战操作培训班，当听到转换回合时，卢卡斯已经 6 岁，在家庭中进行应用行为分析课程已有三年的时间。参加培训班之前，我曾认为卢卡斯有失语症，这在中风病人身上很常见，他们在特定情境下会突然找不到合适的词汇，我在当护士时看见过这种情况。在我看来，卢卡斯有类似的状况。当卢卡斯想要柜子中的脆饼时，他会对我比手势要我打开柜子的门，即使当柜子的门已打开，且可以清楚地看见脆饼、饼干和苏打饼，卢卡斯也不会说出“饼干”来表达他的需求。所以我通常会说“脆饼”，接着卢卡斯会仿说出“脆饼”，然后，我就将椒盐脆饼给他，这就是他当时的情况。

当学习了转换程序后，我才明白卢卡斯其实没有失语症，我才是问题所在！我总是让卢卡斯的反应停留在辅助阶段，而没有执行转换回合。当我从培训班回到家中后，连忙尝试新的计划。以前当卢卡斯仿说我的口语辅助之后，我会立即给他脆饼，现在取而代之的是，我会迟疑一下，耸耸肩，或（必要时）说："你要什么？"他在得到脆饼之前，必须再说一次"脆饼"。

让卢卡斯独立说出"脆饼"或者使用较少的辅助成为新的目标，我很努力地学习此概念，并且发表了一份以卢卡斯为对象的对照研究论文，发表在 2005 年的《语言行为分析》期刊上[①]。

我把这个技术的应用分为两种情况：一种是在同一个语言行为操作项目内的转换，另一种是不同的语言行为操作项目的转换回合。我想要苏茜学习接收性技能，例如，能够对"拍手"的指令做出适当的反应。虽然此刻苏茜并未具备任何接收性技能，无法针对下达指令做出反应，但我会立即给予全躯体辅助，带着苏茜的双手靠近并做出拍手的动作。如果我立即给予 M&M 巧克力豆（一个非常强的强化物）强化，这样做的结果只会将拍手的技能停留在最高的辅助等级上，而没有提供任何的转换回合。其实，我更倾向于在给予强化前，先将辅助降低或完全撤除。因此，原本在辅助苏茜拍手后就会给予一个 M&M 巧克力豆，现在我会给予她口头赞美（一个强化程度较低的强化物），然后重新呈现指令："好棒！……拍手！"看她是否会再一次做出拍手的动作。我会持续给予赞美，直到苏茜能对较少的辅助做出反应，然后会给她较高级的强化物（M&M 巧克力豆）。

下面是一个转换回合的例子。

> 教师："拍手"并立即带着苏茜的手靠近做出拍手的动作。
>
> 苏茜：在教师全躯体辅助下做出拍手的动作。
>
> 教师："对了……拍手……"并碰触苏茜的手肘和前臂。

---

①编注：Mary Lynch Barbera, Richard M. Kubina Jr., Using Transfer Procedures to Teach Tacts to a Child with Autism, The Analysis of Verbal Behavior, 2005, 21(1):155-161。

苏茜：拍手。

教师：给予 M&M 巧克力豆，同时微笑并说“拍手好棒！”

下面是一个转换回合应用于命名的范例。山姆是口语能力中等的学生，他已经具备好几百个命名词汇，但还不会命名“挖土机”。

教师：“这是什么？挖土机。”

山姆：“挖土机。”

教师：“对了！……这是什么？”

山姆：“挖土机。”

教师：给予赞美和山姆喜爱的 DVD 短片。

除了将刺激控制从一个高度辅助的回合转换至一个较低的辅助，也可以跨越语言操作项目来应用转换回合的程序。

2001 年，我对语言操作间的转换回合开始感兴趣，并开始收集研究资料。卢卡斯在六七岁时进入的应用行为分析学校离家约一小时车程。在进入学校四个月后，我注意到他不能正确地使用学校老师的名字。那时，他的治疗师安珀会到家中来做干预，当他离开时会对着卢卡斯说，“再见，卢卡斯。”卢卡斯会回应“再见，哈利。”(哈利是他在学校的老师)安珀会纠正他说，“不对，我不是哈利，要说‘再见，安珀’。”接着卢卡斯会说“再见，安珀”，然后就离开了。很遗憾，这里并没有执行任何的转换回合。当时，我正在修行为分析认证的课程，很快意识到这中间发生的问题，知道需要针对它做一点改变。以前，我们非常努力地教他打招呼的技巧，命名他人的名字本是卢卡斯很强的技能之一。当卢卡斯在普通托儿所时，学过说出班上 16 个同学的名字；而在这所应用行为分析学校，卢卡斯显然还未知晓老师和同学的名字，可是现在他们在泛化课程中又加了打招呼，于是卢卡斯的反应出现错误——他被搞糊涂了。很显然，这是课程上的一个错误，所以我们很快纠正了这个错误。此后，每当看到类似的错误时，我会先看孩子是否已经具备基础技能？基础技能是否扎实？如何分解此技能，才能帮助这个孩子成功学习？

在这个案例上，我回头去看他在托儿所时的成功经验。我记得我们先教他命名其他孩子的名字，方法是展示其他小朋友的照片（每一张照片上只有一个孩子），以反复练习的方式进行。

我询问卢卡斯在应用行为分析学校的老师，请他们准备十张班上老师或同学的照片带回家。在一个两周假期开始时，我将教学目标告诉卢卡斯的老师，在卢卡斯回到学校时，他能够学会使用这十个名字。于是，我每天会将这一沓照片拿出来，一张一张地问他："这是谁？"全部问一遍。

依据冷试探[①]提供的信息，我从中挑选了三个教学目标，然后将这三张照片放在桌子上并告诉卢卡斯，"摸安珀。"他就会去摸安珀的照片，且他在摸照片时，通常会同时仿说"安珀"。这时我就会立即转换此接收性技能至命名技能，说"对了！……这是谁？"然后卢卡斯会说"安珀"。

我每天花五至十分钟教卢卡斯认识照片上人的名字。每次教学前，我会先针对所有十张照片进行冷试探，了解他已经学会了哪张的命名技能，然后选择三个新目标在此教学中教他。在短短的两周之内，卢卡斯学会了所有十个名字，可以毫不犹豫地流畅命名。当卢卡斯在两星期后回到学校，不只认识班上所有同学和老师的名字，也能够在打招呼时加入名字。

对我而言，这证明一件事情，即这是卢卡斯学习的最佳方法，我也因此开始在卢卡斯和其他孩子身上进行一些结构性的探索，重点研究在不同的语言操作项目之间进行刺激转换。我着重分析了在这两周里我是

① 原注：冷试探（cold probe）指在没有开始任何教学前的评估。

如何帮卢卡斯成功的。我是以卢卡斯的接收性语言技能（他的接收性语言技能一直比表达性语言技能要强）开始，然后转换刺激控制（班上同学的名字），从接收性操作转换至命名操作。我在仔细审视这个转换程序时，也发现这其中还混合有从仿说至命名的转换。

在不同语言操作项目之间完成转换回合，是我每天在教学时对所有孩子都使用的很基础的程序，不论他们是否有口语（在此课程中，手语对于没有口语的儿童非常有效）。

以下是不同语言操作项目之间转换回合的范例。

接收性转换至命名

教师："摸挖土机。"

学生：摸挖土机的照片。（接收性）

教师："这是什么？"

学生："挖土机"。（命名）

仿说转换至命名

教师："说'球'。"

学生："球。"（仿说）

教师：将球的照片拿起来并说，"这是什么？"

学生："球。"（命名）

配对转换至接收性

教师："找一样的猫"同时将猫的照片交给学生。

学生：配对一样的猫。（配对）

教师："摸猫。"

学生：摸猫。（接收性）

命名转换至交互式语言

教师："这是什么数字？"同时举起数字9的卡片。

学生："九。"（命名）

教师："你几岁？"尽可能撤除视觉辅助。

学生："九岁。"（交互式语言）

不同语言操作项目间的转换回合是一个非常有效的方法，以孩子的强项为起点改进他比较弱的领域。

错误纠正

即使已经具备一些好的技能，孩子也会有出现错误的时候。因此，准备好立即给予辅助是非常重要的。但即便如此，孩子仍然会出现错误。你对待错误的方式有可能会帮助孩子进步，也有可能会阻碍他的进步。这听起来有点儿吓人，但是必须记得，一定要让孩子周围的每个人都知道如何正确地纠正错误。

很不幸的是，这不切实际。可以想象，孩子出现的一些错误将会在不知不觉中被强化。我常会看见中等程度的学生将一张游泳池的照片称之为"游泳"，或者当被要求命名黑板时，他回答"老师"。这并不表示这些学生不知道答案或存在认知问题，而导致他们无法学习正确的命名，而是因为这些错误在过去已有多次被强化的历史。

下面会告诉你如何纠正错误。

让我们以8岁的安德鲁为例。他是一名孤独症儿童，有口语，可以要求和命名许多强化物的照片，现在要开始教他命名一般物品的照片，命名的目标是一张床。此目标需要一教再教，因为当安德鲁看见床的照片并被问："这是什么？"时，他都回答"毛毯"。

如果孩子用错误的答案回答，要教命名将会比孩子没有做出任何反应还困难。孩子们会混淆一些在词意上很接近的词汇，如以"被子"代替"床"，或者以"坐"代替"椅子"，这种混淆是父母和周围的人在孩子出错，试图从错误中引导出正确答案时，不知不觉给予强化造成的。比如，呈现一张椅子的照片，孩子说"坐"，如果指导者对正确的错误纠正程序不熟悉的话，就有可能会这样反应，"没错，你的确是坐在椅子上，对吧？这是一张椅子。"因为孩子从未说出"椅子"，所以，这里被强化的还是"坐"这个字。

要纠正此类错误，必须将床的照片再一次拿起来，或者指向实际的床，重复一次指令，"这是什么？"并在安德鲁有任何机会说出"毛毯"之前，立即说出"床"这个字的辅助，安德鲁将会仿说"床"，接下来可以进行转换回合，帮助他可以从仿说的操作项目转换至命名，所以此次你提问说"对了！这是什么？"可以减少辅助（例如，可以先说，这里虽然使用部分口语辅助，但仍需要非常小心）。因为"bed"（床）和"blanket"（毛毯）这两个词的第一个发音是相同的，所以部分口语辅助时，需要非常注意观察孩子的反应。或者可以等待，看安德鲁是否可以在不需要任何辅助下说出"床"。

以下是安德鲁错误纠正程序的范例。

教师：拿起一张床的照片并说，"这是什么？"

安德鲁："毛毯"。

教师：再一次拿起床的照片并重复问题，且立即辅助答案，"床"。

安德鲁：依据教师给予的口语辅助，仿说"床"。

教师："对，这是什么？"

安德鲁："床。"（没有任何辅助）

错误也会发生在自然情境中，代词反转是孤独症或者语言障碍儿童中常见的问题。如果你说"把球滚给我"，他们有可能将球滚向你时，并同时仿说"把球滚给我"。或者当你说"梳你的头发"时，他们在执行指令时也跟着仿说"梳你的头发"。特别是当孩子有大量仿说时这种情况更常出现。针对此问题的解决方法是先排除人称代词，只简单地说"滚球"和"梳头发"。当孩子的学习技能有了进步时，即可以辅助使用正确的代词。教学时一定要站在孩子的立场着想，所以当他说"给你一个饼干"时，我们要辅助他"给我一个饼干"，让他这样仿说之后，再来一个转换回合，"对！现在你来向我要。"如果他成功地说，"给我一块饼干"且不需要立即的辅助，那就该给予饼干强化。

当孩子使用相反的代词时不要给予强化，不然你将会看见错误增加，就像所有被强化的行为都会增加一样。掌握给予辅助、撤除辅助和纠正错误的最好方式是掌握语言操作项目之间的转换技巧，这些是教孩子时最重要的工具，而且可以在任何地方练习。虽然听起来很有挑战，但是一定要记得，你自己也是会被强化打动的。一旦孩子开始对你做出正确反应时，你将会感觉很棒。

第八章　接收性语言和非语言操作教学

当卢卡斯在 1999 年开始他的洛瓦斯模式的应用行为分析干预时，接收性技能、模仿和配对是他所学的头几个技能。虽然卢卡斯当时可以大约辨别一百个单字，包括几个要求和几个互动式语言的填充，我们还是遵从当时洛瓦斯所指导的先从非语言技能着手的做法。斯金纳博士将接收性语言等同于听者的技能，而非语言行为，因此，并不着重于发展模仿和配对的技能。

但是，这并不表示那些行为不重要。在当今的语言行为训练中，教孩子去学习这些非语言操作项目是很重要的，而且应该在干预的前期就开展。非语言操作项目是一个教学计划好的开始，因为它们很容易辅助（孩子在此不需使用口语），而且在语言行为的训练过程中，所有孩子都应该学习如何去遵从指令（接收性的技能）。

教这些非语言操作技能往往可以消除孩子不听话的行为和他们的挫折感，更好地开始学习。

接收性和听者技能的教学

我最近听到马克·松德博格博士的演讲，他已经将“接收性技能”（receptive skills）这个术语换成了“听者技能”（listener skills）。马克·松德博格博士说斯金纳博士的女儿朱莉·瓦尔加斯（Julie Vargas）已经劝他好几次，要他更换“接收性”（receptive）这个术语，因为斯金纳博士觉得“接收性”一词过于强调主观认识而不够科学。同样，斯金纳博士也觉得用“表达性”（expressive）这个词在描述要求、物件命名、互动式语言和仿说时也太模糊。他觉得用“发展听者技能”的词语更能描述整个评估与发展这种技能的过程。

接收性语言或听者技能指孩子可以回应别人所下的指令。当一个孩子拥有接收性技能时，你叫他“拍拍手”或“排队”或“穿鞋子”，他可以表现出正确的反应。普通孩子甚至在他们还未能讲话前就已经会响应别人所下的指令，如去拿张卫生纸，找摇控器，或是用手指认出谁是妈妈。观察一般孩子成长的里程碑（你可在 www.firstsigns.org 找到一般孩子成长技能的明细表）就可以看到，还不到 1 岁的小孩都已经有很强的接收性语言了。

孤独症孩子通常在被确诊时没有很强的听者技能，有些是因为这些技能都发展迟缓，有些例子是当孩子过了 1 岁后这些技能开始退步。你可能会开始发现孩子不是你每一次叫他名字，或叫他去拿鞋子时都会有反应。他可能也不再响应你所下的简单指令，如“拍拍手”或“拍拍头”。

当卢卡斯在接受应用行为分析干预前，只有很少的接收性语言。在他 18 个月大时他的迟缓特别明显，尤其是当时他的弟弟斯潘塞刚出生。我还记得曾经告诉过朋友，卢卡斯对这个新生的弟弟没有感觉，当他的弟弟刚出生从医院回来不久后，我请了一个摄影师到家里来为我们照相，摄影师叫卢卡斯把一个胶卷筒拿去垃圾筒扔掉，卢卡斯只会将胶卷筒扔在地上，然后在地上跑圈圈。

几个月过去了，在卢卡斯 2 岁生日之后，当我们很确定他需要接受语言治疗时，我在他的评估单上填写，他可以接受指令触摸所指定的身体部位。但后来我才发现他只有在我读巴尼的故事书讲到身体部位时，他才能做到逐个触摸，而且是顺序不变地摸头、鼻子、膝盖和脚趾头。

没有那本故事书的话，卢卡斯辨认自己身体部位的能力就很差。

不过，对于采用应用行为分析干预的家长们有个好消息，卢卡斯自从接受应用行为分析后，他的接收性语言技能进步得很快。现在，响应别人的指令和其他接收性语言技能已成为他的长项了。

提高在自然环境中的接收性语言技能

在第七章所提到的“辅助”，是教孩子如何遵守指令时一个很重要的干预手段。

就如前面几章所提到的，不要将孩子的名字与你所下的指令联结在一起。对自己的名字有所反应的这个技能，是许多孤独症的孩子所没有的。限制使用孩子的名字在其他指令上，其实正可以帮助他学习当别人叫他名字时，如何做正确的反应，如此一来，他不会因名字和一长串指令连在一起而干脆排斥它。

以下是我如何教孩子对自己的名字有所反应的一些方法。

丹尼斯很少对自己的名字有所反应，所以第一步是请所有在他身边的人，停止或减少叫他的名字。接下来准备几个对他来说是强大且好控制和可以消耗掉的强化物（例如薯片或是吹泡泡），当他在从事另一项活动时，你就站在他的后面约几米，叫他的名字，然后马上触碰他的肩膀，把他转向你，给他一片薯片。接着你站在他后面再远一点，并延迟一两秒再触碰他的肩膀，如此渐渐撤除你的辅助。这样，丹尼斯会学到当他听到他的名字时，好的事情就会发生。只要你能给予强化物，就可以在一天之中的任何时候练习这种对自己名字有所反应的方式。

事实上，当你在教孩子听者技能时，必须确保在通过辅助能够完整地完成这个训练的前提下才发出指令，但不要一直不断地给孩子指令，好像在轰炸他。此课程的目的是让你和孩子在开始训练时很容易地建立起信心，基于这个原因，格伦·莱瑟姆博士建议我们，要确保每给一个负面的评论或纠正，都要给许多正面积极的评价。他建议在每一个负面的评语后，要给八个正面的评语。包括你的配偶、你的保姆甚至你的婆婆，都需要了解、支持这项课程。

如果每个人都执行一致，你会看到孩子不久就能开始遵从简单的指令。如果没有贯彻一致的话，就仍会看到孩子不听话并出现问题行为。如果是这样的话，可以观察孩子与其他成人的互动，在两个计数器上分别记下正面和负面的评语次数，这样就能找出是谁没有按照你的规则来做。与那人分享你的数据，然后请他或她观察你与孩子互动，收集你的这一套点击计数。在一般情况下，我发现人们倾向于高估自己所给予的正面评价，并且低估自己给孩子的负面评论次数。

密集训练听者技能

当准备进行密集教学时，我建议在孩子有相当数量的听者技能之后再开始。在密集教学的开始阶段应先教几个接收性的技能，例如如何听从指令、认知身体部位和认知自己。

每个课程都需要至少两个目标行为，这样你才会知道孩子是否可以区分它们。当我刚开始做顾问时，一个妈妈带来了她 2 岁的儿子丹尼尔到我家。她很自豪丹尼尔当别人要求他“拍拍手”时会拍他的双手，该技能现在已列入他的训练记录表的维持项目中。丹尼尔学了几个月才把这个技能学会。所以当我告诉她，丹尼尔要表现出能区分两个或两个以上的目标才算真正学会，他妈妈格外失望。

总之，如果教孤独症孩子一个单独的技能，针对这一个技能给予大量强化作用的话，你会发现很难教给他们第二或第三个技能。当治疗师说“拍手”对丹尼尔而言很可能相当于听到“dada”。因此，当叫他“站起来”成为教学目标时，他还会相当于听到“dada”。当你把两个指令放在一起，丹尼尔就只有50%的机会能够做出正确反应而得到强化。这样一来他并没有真正学会听懂“拍手”。所以如果每个课程至少应选择两个不同的教学目标，孩子一开始就会通过辅助和强化，学习到正确地分辨不同的指令。

拍手、跺跺脚、站起来、坐下、敲打桌子、跳跃、转身、举手和双手交叠，都是很好的密集教学目标。如果孩子已经可以接收全部这些简单指令，可将这些已经达成的目标写在索引卡上，然后混合孩子已经学会和正要学习的目标。

一旦有了他已经学会的目标清单，就可以在正式的桌面教学课程开始时，用它来评估或试探开始时孩子具体表现如何。（请参考附录5的工作表）

例如，你想教孩子如何正确回应“拍手”、“跺脚”和“站起来”这三个要求。

在正式教学开始前，你得挑选三者之一（不需要每次都一样，可以调换顺序）来评估孩子是否不需要辅助就可以正确响应指令。假如你说：“跺脚”，你的眼光不要往孩子的脚移动，因为那也是一种辅助。在这种冷试探阶段，要小心什么辅助都别做。不要提高声音，叫他拍拍手时，不要瞥一眼他的手部，或者以任何方式去碰他的身体。在你的试探清单上，记下他的反应，圈出“是”或“否”就好，只有在完全没有辅助之下他恰当地反应，才能圈“是”。然后，换另外两个目标来做。

下面是一个无辅助无强化的冷试探的例子。

教师：“拍手”，使用中性的声音，没有任何辅助。

孩子：手拍在桌上。

教师：在单子上圈选“否”。

做完了目标试探，就可以开始教学了。你会用到辅助撤除以及转换程序来达成目标。当我去已经使用语言行为方法的家庭或学校当顾问时，若看到试探清单上有一大堆“否”，就会问在做过试探清单的内容之后，他们又进行了多少教学步骤。我发现，实地观察他们的教学过程还是必要的，因为可以看到他们用转换和辅助撤除是否有问题。

如同我在第七章讨论过的，开始教一个新技能的时候，可能需要用全躯体辅助，然后撤除到全模仿辅助，再撤除到部分模仿辅助。在每次教学时段内，每个目标都需要尝试几次，才会有更好的机会在第二天做首次冷试探时，得到孩子的正确反应。试探是个重要的评估工具，但必须每天针对每个目标都教学到一个相当的数量，这个工具才会更有效。

这里提供一个教“跺脚”这类接收性指令的例子。在给出跺脚或站起来的指示前，先让孩子处于和你面对面的位置，两个人都坐在椅子上。这为什么很重要？因为若让孩子坐在桌子后方，给他“跺脚”的指示，接着去把他坐的椅子拉出来，这会形成一个辅助。记住，此时你在教的是听懂话的技能，而不是在教孩子看懂你的躯体辅助，所以不可以给出任何看得见的辅助。

教师：跺脚，手马上轻轻地放在孩子的膝盖上，用全躯体辅助使得他的脚提起、放下，做出跺的动作。

孩子：在全躯体辅助下，跺脚。

教师：“很好……跺脚……”，轻微碰触孩子的膝盖。

孩子：在减少辅助之下，跺脚。

教师：给孩子 M&M 巧克力豆，同时脸上微笑，说：“跺脚跺得真好！”

教师：“拍手。”

接收性技能的身体部位指认是接下来的教学项目，甚至可以是同时进行的项目，因为它同属于听者技能的训练。如果把一个以上的项目合起来做，可以选择三个目标，例如“拍手”、“跺脚”和“摸头”。辨认身体项目是训练孩子在接到指令时，碰触不同的身体部位。从比较大的部位开始，两个目标之间距离不要太近，例如肚子和头就很好，而鼻子和眼睛对于刚开始训练的孩子来说就太靠近了。

教学前，先对目标做冷试探，这跟接收性指令训练一样。此外，如同教听者技能一般，在身体部位技能的教学中也需要小心地进行辅助、撤除辅助和转移程序。

再来看对一个会模仿的孩子，如何教他接收性指认身体部位的例子。

教师：“摸头”，马上示范自己如何摸自己的头给他看。

孩子：摸头，跟着示范动作。

教师：“摸头摸得很好！”同时把手从头部位置挪开，放在一个中性的位置。

教师：“摸头”，不辅助。

孩子：摸头。

教师：“摸肚子”，马上示范自己摸自己的肚子。

这两个例子显示，在教学中变换目标很重要。别集中在“摸头”上连做十次才做“摸肚子”，得教孩子如何听到你说的词汇，而且从一开始就教他学着分辨。

第三个要描述的接收性课程是接收性辨认（receptive ID）。如果你孩子还没有接收性技能，请从桌上放一样东西开始，叫他碰这样东西。比如说，放一只婴儿鞋在桌上，说“摸鞋子”，然后把鞋子从桌上举起，叫孩子再摸一次鞋。这样做之前，孩子应该学会什么是“摸”这个动作。

等到他会摸了（或者他原本已有此技能），就要教他辨认两样物品或两张图片，然后逐渐增加桌上物品的数量。许多孩子辨认实物很好，但我也看过有的孩子开始阶段就能辨认图片。教到后来你会发现，两样都用得着。

当做评估时（本书第三章所述），我鼓励你准备一个透明的盒子，里面放立体的实物，可用来配对，也可用做接收性辨认。这些实物要随手可得，因为这个阶段经常要用到。

另外还需要一个容器放强化物，这些强化物是孩子会要求的东西，加上每个强化物本身的图片两张，两张要一模一样。图片可以是拍摄的，也可以到谷歌网站（www.google.com）图片的那一栏，打上要找的东西的名称，看到图片出来后，复制印出。实物和其图片都可用做操作的教学。

我们来看罗伯特是怎么开始学习的。无论把强化物放桌上还是放在其他不同位置，罗伯特都做得到去摸一下。可是他摸了以后就想拿起来玩。这种情形下，最好是放两样或三样一般的物品（不是强化物）在桌上，再评量其中哪一个是罗伯特在没有辅助之下仍然会去摸的东西。

在上述例子中，至少需要三样物品。因为即使他可以响应你说的摸鞋的指令后，也会在说摸杯子之后摸了杯子，但那只是呈现一样东西，我们不确定罗伯特是否真正学会了辨认那样物品。如果只摆两样，罗伯特摸对的几率就是50%，还是不好确定。要是摆出三样或更多，那么，就较有把握确认罗伯特是否已真的学到辨认不同物品。

一路教下去，随着罗伯特的进步，要展示出来的东西越来越相似，如鞋子和凉鞋，杯子和瓶子，以测验他的辨认能力。辨认三样物品学会了，就增加变化，一直增加到六样或更多为止。

教接收性辨认的教学含有转换程序以及需小心使用撤除辅助手段。

现在罗伯特面对的是三样物品了，而且有立体的实物。请小心不要每一次摆放图片或物品的位置都一样，而且每教一次，图卡顺序最好都调换。观察孩子每次怎样选择图片，以便看出他是否只选中间那张，还是只选左边或右边的那张。还有，放图片的方式不必整整齐齐，不然这有可能引发孩子对整齐这件事的刻板，导致在教学过程中出现行为问题。

教师：把一只鞋子、一个杯子和一个玩具汽车放在桌上，说“摸车子”，并马上指或碰触车子（手势辅助）。

罗伯特：摸了车子。

教师：“对，摸车子。”

罗伯特：没有辅助下摸了车子。

教师：你的头在哪里？（一个已经会的技能）

罗伯特：摸头。

教师：“很好，车子在哪里？”没有辅助。

罗伯特：摸了车子。

教师：打开光盘，播放一小段电影给罗伯特看，并且夸奖罗伯特。

穿插进孩子已会的技能（上述例子中的“你的头在哪里？”），这叫“干扰回合”。在教学环节中的早期，可能孩子就已经可以接受插入干扰回合的教学了。这里的目标是在第二天的首次试探时，罗伯特不需要辅助也能给出正确的响应。因此，在教学中加入他已会的反应，能帮助他实现第二天早上成功的目标。

模仿技能

普通发育的儿童很容易模仿，几乎不必花费力气教。而模仿是孤独症儿童的核心缺陷之一，他们的模仿能力普遍较差。我们很少看到孤独症儿童模仿其他幼儿玩玩具，或模仿自己的家长做家务，或在幼儿园做团体游戏时模仿其他孩子的手部动作。

对孩子来说，学会模仿极其重要。在洛瓦斯的应用行为分析课程中，会先教大运动训练。例如，洛瓦斯计划的顾问建议，教孩子模仿跺脚拍手，然后再教小肌肉运动模仿，接着是口腔模仿，最后是口语模仿。我就是用这个顺序教卢卡斯的，他最初没有模仿技能，要他仿说时也不会呼应。这套方法有效，但也花了几个月时间才达到卢卡斯学会口语模仿的阶段。

我在使用语言行为方法时，非常重视模仿。不过，也不必等到大运动训练很彻底才开始进行口语模仿或仿说。下一章我会再讲仿说操作，现在要学的是怎么教大运动模仿技能。

我通常用两个计划教刚开始学习的新生：玩具 / 物品模仿、大运动模仿。外界对语言行为方法模式的应用行为分析有一个共同的批评，说这两种教法教的游戏技能不足，批评我们只对孩子的语言有兴趣，而幼儿实际是通过游戏学到每一件事情的，包括语言。作为行为分析师，我可以肯定地说，并非所有孩子都喜欢玩具，并非所有孩子都懂得装扮游戏，或对玩游戏有兴趣。我知道在教语言技能之外，也需要教游戏技能。在各项教学课程中，我的方法是一致的——将孩子不太感兴趣的玩具和非常感兴趣的强化物建立好关联。

玩具模仿是很好的开始，新生都可使用，很容易合并在“要求”课程中。玩具的作用很大，因为孩子会觉得你很好玩，而察觉不到他们其实是在完成任务。

如果孩子有兴趣，可以从婴儿玩具开始，槌子和球、陀螺、弹簧玩具，都可以。

从少量目标开始。比如，说“这样做”，并拿起汤匙在茶杯里搅动，辅助他，撤出辅助；然后再给指示：“这样做”，假装用汤匙喂一个娃娃。这种教学可以帮助孩子分辨出汤匙的不同用途。假设你对茶杯里的汤匙只设定一个教学目标，孩子最后可能只是因为看到茶杯和汤匙，听到“做这个”，就拿起汤匙搅动。

我们来看凯莉的例子。

> 教师：说“这样做”，同时将玩具车在桌上来回移动，立刻用全躯体辅助帮凯莉来回移动玩具车。
>
> 凯莉：在辅助下来回移动玩具车。
>
> 教师：“对了，这样做。”来回移动车子。（指着凯莉的玩具车，或提供部分躯体辅助，如果必要的话。）
>
> 凯莉：在手势辅助下，来回移动车子。
>
> 教师：“做得真好！给你蜡笔和纸。”（孩子喜欢的东西。）

除了玩具模仿，我建议也可开始运动模仿课程。不妨选定一些接收性辨识身体部位的目标。这样，教学目标可以很容易在各个语言操作项目之间转换，促进孩子掌握教学目标。同时要确定试探做得是否正确。在一间刚开始用了几次语言行为方法的教室里，我去看其中一位教师怎么做孩子的评估。这位老师说“拍拍手”，同时她自己也在拍手。我中断她的教学，问她评估的是哪一项操作。如果是评估接收性技能，她不应该提供这个动作的视觉示范；如果她评估的是模仿技能，她不应给口语辅助，不该说出“拍手”。必须分开来评估每一个技能。

模仿技能的评估一定是先有指令：“这样做。”一旦试探做好了，挑选同样目标的好处就显现出来了。在教学中可以在各语言操作项目之间使用转移程序，这样就能看到孩子会更快地达到目标，更好地泛化。

这是朱莉学习肌肉运动模仿技能的一个范例。

教师：“这样做。”拍手，同时给予部分躯体辅助。

朱莉：拍手。

教师：“对了——这样做。”拍手。

朱莉：没有辅助，拍手。

教师：“这样做。”双手摸头。

朱莉：双手摸头，没有辅助。（没有辅助是因为这是先前已会的技能。）

教师：“太好了！——做这个。”拍手。

朱莉：拍手，没有辅助。

教师：“做得太棒了！”用一根羽毛哈朱莉痒。

视觉执行 / 配对技能

最后一项非语言操作的技能属于视觉执行范围。孩子在开始阶段学习的技能包括拼图和配对完全相同的物品与图片。

准备好相同的物品以及相同的闪卡。若使用对孩子而言是高强化物的东西（实体或图片），他们会学得最好。

做此项评估时，要说出“配对”或“把一样的放一起”；或是不说话，一次只递给孩子一张图片。

不过我自己实践后发现，如果孩子用手语，教师在说出“配对”这个词之外，加上说出物品名称和手语，或者直接以物品名称和手语取代说“配对”一词，往往效果更好。因为这样能帮助孩子把语言和简单字词嵌进脑中程序。只要她经常听到那些字，她就极可能会听懂那是该物品的名称，接收性的辨认能力随之提高。

以下是乔什学习这种技能的举例，桌上有三样物品。

教师：在桌上放一个汤匙、一个塑料恐龙巴尼、一个小的绒毛猫。拿另一个一模一样的恐龙巴尼给乔什，说“巴尼”，同时用手势辅助乔什把他的巴尼玩具放在桌上巴尼的旁边。

乔什：将手上的巴尼放在桌上的巴尼旁边。

教师：“对了！”再度拿起其中一个巴尼，递回给乔什，说：“找一样的巴尼。”

乔什：正确配对巴尼，没有辅助。

教师：吹肥皂水泡泡给乔什看。

教配对技能时，不要让孩子有机会玩那些东西。假如你认为乔什不先把玩恐龙巴尼一番就无法在桌上成功将两个巴尼配对的话，那么，就请挑选其他物品，或者用图片代替实际玩具。在将图片与立体实物做配对时，程序是同样的。等到乔什变成图片对图片及实物对实物的配对专家，才可以将图片与实物混合起来教他配对。这个原则非常重要，特别是你打算在以后的教学计划中用那种图片作提示的作息表。

拼图技能可以很好玩，因为很多孤独症孩子有较强的视觉优势，拼图就是很有效的强化物。孩子执着于完成拼图，或执着于用某种顺序完成，都可以成为教学的优势，藉此鼓励他提出要求，向你要拼图碎片，或要求其他物品。再强调一次，在他拼图过程中，可以用大量的语言

“轰炸”他。

要是孩子是少数不喜欢拼图的人之一，也可以用拼图来培养他的视觉技能，细心地在拼图碎片和强化物之间建立好关联，就可做到。例如，电视开着，让孩子移动拼图碎片，即使是很轻微地移往正确方向，只要移到位置，就给他额外的强化。逆向链锁训练也很有效，例如，给孩子一幅拼图，只差一片就拼完整了，然后让孩子拼完。他一旦完成了只差一片就好的拼图，下次就给还差两片的残图让他拼。

准备要做拼图技能时，购买适合幼儿的种类，画面是家用物品或者农场动物之类的。可以一边递给孩子小猪拼图，嘴里一边说：“猪、猪、猪。”这样孩子没有别人的帮忙，也会把图片放进正确位置。

下面来看怎么教凯娜完成一幅除了狗以外，其他宠物都到位了的动物拼图。

教师：递给凯娜一块有狗图画的拼图片，说“狗、狗、狗”，辅助他将狗图片放进正确位置。

凯娜：把狗图片放好，有辅助。

教师：把画着狗的拼图片拿走，递回给凯娜，说“很好……狗、狗、狗”。

凯娜：把狗的拼图片放对，没有辅助。

在进行语言行为方法的初期阶段，建立接收性、模仿、视觉执行等技能，会对孩子的行为产生良好的正面效果。如果频繁地练习这些技能，可以增加孩子听从指令的表现。通过练习，你自己的辅助、撤除辅助的技巧都会进步，而且孩子的语言技能通常会提高。

下一章我会讲解如何对孩子进行各种语言操作项目的教学，你会看见每一种操作项目的基本程序都与本章所描述的相同，所不同的地方只在辅助。既然我们不能强迫孩子讲话，那么，在辅助这方面多下功夫就很重要了。辅助能够帮助孩子成功，他也因此学到，原来这样可以得到强化。孩子受到激励，以后再做较难的技能训练就会更愿意遵从。

还有，做这些技能训练可协助你成为更好的语言行为教师，你练习辅助，撤除辅助，反复练习到非常流畅，就会看到自己的成功。

如果自己需要一点强化，欢迎你随时回到这一章温习。

第九章　其他语言操作项目的教学

教语言最重要的关卡在于确认孩子能与他的治疗师建立良好的关系，还需要孩子有能力要求他眼前的一些物品。

一旦达到这些里程碑，就可以开始教其他语言操作了，如命名、仿说及交互式语言的技巧等等。

第八章所讨论的非语言操作项目虽然重要，但那不应该是计划的焦点，让孩子尽快地学会沟通才是目标，无论他是使用口语、手语还是其他系统。

在密集的语言行为训练中，必须确保能给孩子提供大量的练习语言反应的机会，这点不同于标准的应用行为分析计划。

非口语操作项目在应用行为分析或回合式教学中如此被重视的原因，是因为它们能较轻易地辅助无口语的孩子，并强化孩子的成功经验。在设计学校或家庭计划，以及评估方案和密集教学课程时，即使孩子还不会说话，我也倾向于有效地混合所有的语言操作项目。我希望看到至少50% 的教学回合中包含口语的反应（手语或口语都可以）。语言操作项目的教学是比较难的，但如果持续着眼于孩子学会沟通的目标，你就会发现这些多付出的工作都是值得的。

你已经学会如何教表达需求的技能了。孩子在转而学习其他语言操作项目前，应该能要求一些物品，而且这些表达需求必须发生在没有口语示范或手势辅助的情况下。我看到太多的治疗师在孩子学会表达自己的要求之前，就急于教其他语言操作项目，这往往会留下祸根。

孩子必须具备要求技能，因为你将在“要求架构”下教他初步的命名、仿音以及交互式语言技能。这意味着你将使用孩子已经熟练的“要求”去转换成其他的语言操作项目。当孩子有一个明确的动机想要某个物品，但他无法使用口语或手语来表达时，你没有办法教他命名那个物品或流畅地就此物品进行仿说。记住，表达需求永远都是第一步。

命名技能的教学

“命名”即对所见、所听、所闻、所尝或所接触的事物贴标签。命名的前提是出现某种形式的刺激（如一个实物、一张图片、一个声音或一个味道），而命名的结果是间接的强化物，例如表扬。

从技术上来说，一个单纯的命名应该不包含指导者的问句，像“这是什么”应该来自于孩子对环境中事物的注意和评论。比如，“你看，那里有一只牛”或“我闻到培根的味道”，这是自发性的。通常单纯的命名是想要获得你的注意，而这往往却是孤独症孩子极度缺乏的能力。要求他人注意的教学，要等到课程进行一段时间才教，所以目前期望教命名时不向孩子发问“这是什么”是不切实际的。

要使用这种方法教命名的另一个原因是环境刺激的改变有助于我们创造许多教学机会。一些孤独症儿童需要经过几百次的教学才能熟悉一项物品，而一个普通的孩子可能只需要听过一次就可以记住物品的名称。

所以，这就是为什么命名的前提需要包括一个刺激（图片或声音）和一个教师的问句（如“这是什么？”“你听到什么？”）。

语言行为的例子并非都那么绝对，非黑即白。很多时候在一个孩子或成人说出来的话里，你会发现那其中包含了部分需求也包括了部分命名，或者同时包含了部分命名与部分交互式语言。对此你不必太过于担心，因为你的目标是让孩子沟通。事实上，大部分语言都是“多重控制”的，意指它包含了一种以上的语言操作项目。我们在密集训练中，会充分利用这点，将各语言操作项目加入混合，并在它们之间做相互转换。

命名就是对你所看到的，以及你所闻到、听到、尝到、摸到的事物赋予标签。本章将讲解如何教孩子对视觉及听觉的刺激命名。

开始时先命名所看到的，然后命名在环境中所听到的声音（动物的叫声也是目标之一）。命名味道、某样东西尝起来或摸起来如何等都比较抽象，可以以后再教。其他更高级的命名技能包含颜色、特征（比如计算机有屏幕）、形容词（冷、热），以及介词（火车在桥上、火车在桥下）等等。起步阶段不要考虑教孩子高级的技能，必须先确定孩子能命名上百个简单的物品之后，才可以开始教高级的技能。

我曾看到教师教一些刚被确诊为孤独症的儿童命名物品，比如“黄色的椅子”，或是称消防车为红色。他们的基础尚未建立，但是用心良苦的家长及专业人员就教颜色、特征、功能，甚至介词。如果太早教颜色以及其他的高级技能，就会导致孩子困惑，出现奇怪的词语搭配以及条件区辨问题（problems with conditional discrimination）。

如果你教孩子标记“黄色的椅子”，或是教他说“消防车是红色的”，他也许会开始判定所有的椅子都叫做“黄色”，而所有的消防车名叫“红色”。最好是先将孩子最基本的命名教扎实之后，再渐进地教他们颜色。只有当孩子对某物的概念能单独且顺畅地学会，才可以尝试将颜色及命名组合在一起。应该视语言的学习为一个金字塔，必须确保基础是稳固的，才能不断添砖加瓦。

须知，假如你举起一张椅子问孩子：“这是什么？”正确的回答应该是“椅子”。假如你举着同一张椅子问孩子：“什么颜色？”正确回答应该是“黄色”。如果孩子用“黄色的椅子”来回应这两个问题中的任何一个，都是重大的错误，必须纠正。除非孩子已熟练一百个以上的简单命名，否则，应避免让他命名颜色、特征或其他的抽象概念。

一旦孩子已经熟练了基本的命名，就可以开始继续以同样的方式来学习更高级的技能。无论是什么刺激，教命名的技术都是很类似的。

现在，你已经知道孩子能够要求他眼前的十种物品了。准备好这些对孩子来说是强化物的物品（孩子已经能要求它们），同时准备好这些物品的图片。

从要求转换到命名，在技术上应该使用强化物的图片而不是使用实物。因为实物可能引发孩子的欲求，孩子可能更想要那个物品而非命名那个物品。如果孩子喜欢某种糖果，一看到便会要求，那么，他可能就更会对其使用要求，而不是对其命名。在他们会要求实际的强化物后，使用图片再来教孩子命名强化物通常会较顺利。

在混合的语言行为教学中，使用图片也更轻松，存放一百张物品图片总比储存相同数量的物品来得容易。不过，还是要有一些实际的物品，因为命名实际的鞋子和杯子还是比单纯命名这些物品图片更具有功能性。一些孩子可以非常容易泛化，当学会命名图片中的杯子后，他们就可以命名其他自然环境中不同形式的杯子，但有些孩子需要特殊的教学来辨别实际杯子与杯子图片是不同的，以及分辨不同种类杯子的差别。当教孩子命名技能时，将上述重点谨记在心，并依此重点来设计课程。

对于所有语言行为操作项目，都需要先对孩子进行冷试探，以确定哪些物品的命名可以在有辅助或无需辅助的情况下完成。如果孩子已经可以命名一些强化物的图片与普通物品的几张图片了，就可以建立一张物品名称清单，用来测试孩子命名物品的具体情况。命名正确的可在字旁边写个加号；错误或是没有反应时，就在字旁边写个减号。加号表示孩子已掌握那个命名，以后不需再测试或做命名教学了。

新接触语言行为教学的孩子没有命名技能是很正常的，如果你的孩子也是如此，那就从他已掌握的要求清单中挑选命名的教学目标。将孩子已能够用于要求的词汇（饼干、荡秋千、猫咪、牛奶、陀螺）扩展到所有语言和非语言操作项目中去。对于大多数孤独症孩子来说，命名往往会比其他非语言操作项目更难掌握，所以，我们要养成一个好习惯，每次都先测试孩子的命名能力。不能先用“摸饼干”的指令去试探他的语言接收能力，紧接着又以“这是什么”去试探孩子的命名能力，因为前面“摸饼干”的指令中，已经告诉孩子这是饼干。

以下为瑞安的命名试探的例子。

教师：举起一张饼干的图卡（应该选用他认识的，并已经会要求那种品牌的饼干）并说“这是什么？”

瑞安：手语比出“饼干”。

教师：“做得好”，并吹泡泡（他喜欢的已知强化物），在冷试探的记录纸上写下“正确”。

教师：举起一张瑞安的荡秋千图片并问：“这是什么？”

瑞安：比出“跳跳”。（错误）

教师：让瑞安的手放下并再次举起图片并说：“这是什么？”立即带动瑞安的手，辅助瑞安做出“荡秋千”，教师同时说出“荡秋千”。

瑞安：在完全辅助下比出“荡秋千”。

教师：“对了，这是什么？”再次举起“荡秋千”的图片。

瑞安：比出“荡秋千”。

教师：“对了，是‘荡秋千’！”对瑞安比出荡秋千，并在记录纸上写下“错误”的反应。

孩子只有在三秒钟内做出反应，并且在正确反应之后没有做出其他的反应，才能在探测记录表上记录“正确”。他如果自我修正，那在试探中也不能算做正确命名。如果他使用手语来回答，同样须相当清楚地反应。孩子的反应若包含了多个词汇（即使中间有正确的命名那个字），在记录表上还是应记为“错误”。

即使在试探，同样需要做错误纠正，因此，在上面瑞安的例子，教师记录下“错误”之前，先纠正瑞安的错误。如果瑞安是有口语能力的，不同的地方仅在于瑞安的反应是要说出正确的词而非用手比出，可是错误纠正的方式都是相同的。

在试探中孩子没能做对的任务需要放在教学时间教。在这个例子里，瑞安需要更多对“荡秋千”图片的命名教学。

约翰是个 6 岁有口语的孩子，有两个可当做教学目标的强化物是小汽车和果汁。他会说这两个词，若在眼前出现时也会要求这两样物品，我们拍下这两样物品的照片，用来协助他从要求转移至命名。

教师：将实物小汽车和实物果汁以及两者的照片都呈现在孩子面前。

约翰：说出“果汁”表达要求，并伸手去拿。

教师：举起照片并说“这是什么？……果汁。”

约翰：仿说“果汁。”

教师：“没错，这是什么？”举起图片。

约翰：“果汁。”

教师：递给约翰果汁以强化。

有的治疗师运用孩子已掌握的要求技能及“和样品配对”技能，成功地转换到命名。这个方法对于使用手语的初期学习者特别好，因为教师可以让词汇与手势配对。教师会递给孩子一张照片，如果孩子以图片配图片的方式将自己喜欢的物品配对成功，教师就会举起其中一张图片问："这是什么？"因为几秒钟前，孩子才看到手语且听到这个词，所以他很有可能正确地答出或比划出。

下面有个类似的例子。

教师：在桌上放有"糖果"、"秋千"、"薯片"的图片。给亚伦一张跟桌上糖果图片完全相同的照片并说"糖果"。

亚伦：配对糖果的图片。

教师：拿起上面那张图片并问"这是什么？"

亚伦："糖果。"

还可以尝试从接收性技能转换到命名。这个方法对卢卡斯很有用，也是我研究的焦点，有关研究已在2005年发表于《语言行为分析》上。

下面来看怎么做转换。

教师：在桌上放着卡车、烤箱、牙膏的照片并说"去摸烤箱"。

山姆：摸烤箱的照片。

教师：拿起烤箱的照片并说"这是什么？"

山姆："烤箱。"

仿说技能的教学

教孩子模仿你说的话，可以为他的语言开启一扇闸门。能够仿说也愿意仿说的孩子，对于仿说辅助响应得更好，通常也提供了一座在各语言操作间转换的桥梁。

仿音的前提就是单纯口语刺激，所以要获得一个真实的仿说反应，实物或图片都不该出现。评估孩子此技能时，你只能说“说‘球’”，而并不呈现球。

如果孩子没有这项技能，那就需要一套系统化的教学来发展这个技能。它有着相同的流程，就如同其他的语言操作项目一样：辅助、辅助撤除及错误纠正。目标是孩子学会真正的仿说，但对一个刚起步的学生，最好是在“要求架构”下进行教学。事实上，你或许在让孩子要求强化物的时候，已经有过成功教他仿说的经验了。

没有任何强化物呈现的话，你不该让孩子坐下进行仿说教学，因为可能导致行为问题，让他对任务产生嫌恶感。转换程序的使用正可以帮助孩子学会这个技能。

这是一个仿说转换的范例。

> 教师：准备好泡泡。
>
> 阿比：“泡泡”（这是要求）。
>
> 教师：吹出泡泡，并说“泡泡……泡泡……说‘泡泡’”，同时将泡泡的罐子移到桌下或移开孩子的视线外，然后突然展示一下泡泡罐子。如果阿比没有立即反应，就再次示范说“泡泡”。
>
> 阿比：在教师说“泡泡”后立即仿说“泡泡”（此时泡泡罐子没有呈现）。

也可以用闪卡来进行转换程序，教孩子仿说，但使用的闪卡应该是非强化物图片。先教他仿说图片里的物品，然后翻转卡片，在没有视觉刺激的情况下，再次要求孩子仿说。

仿说能力可以促进发音，特别是在孩子可以看见你全脸和嘴巴的情况下，作出夸张的脸部动作，放慢字句，或提高音量，都可以帮助孩子发音发得更好。

交互式语言技能的教学

最后一个要学的语言操作项目为交互式语言，这是关于回答问题的能力——对话所必须具备的能力。很多孤独症孩子的家长，包括我，都渴望与孩子们互动。如今我知道这个过程不需要魔法，但需要系统性程序来建立对话技能。我确信有一天卢卡斯会跟我有真正的对话，自从他开始可以响应简单的问题后，我们之间已经有简短的迷你对话，但是他仍需要教如何问、如何答“5W 问句”[①]。

这是一个普通成人之间的对话例子，括号中标出了所含的语言操作项目。

安妮：“我以前没在这里见过你（命名/要求注意力）。你是初次来到这里吗？”（要求信息）

杰米：“对，我是最近才从纽泽西搬来的。”（交互式语言）

安妮：“哦，你住在纽泽西哪边啊？”（要求信息）

杰米：“文特诺（Ventnor）——靠近大西洋城。”（交互式语言）

安妮：“我爱大西洋城。”（交互式语言/要求注意力）

杰米：你喜欢赌博吗？（要求信息）

安妮：“我喜欢！”（交互式语言）

可见，这段普通的对话混合了三种语言操作项目。高级的命名或评

① 编注：“5W 问句”指的是包含有“谁”（who）、“哪个”（which）、“为什么”（why）、“何时”（when）、“哪里”（where）几个基本要素的句子。因这几个英文单词的首字母都是“W”，故简称“5W 问句”。

论通常是为了要求获得注意力，且可作为一段对话的起始。这类语言操作项目的例句包括下列陈述：“我好喜欢你这件衣服”，“好棒的天气，这样的天气真是美好”。第二个对话的部分是提问要求资讯，如“你住哪里？”“你怎么去那里呢？”“你为什么会这样做呢？”对于孤独症的孩子，这些较高级的要求技能教学需要非常精细的引导，或许是在孩子可以正式跟你要求某种物品或活动的几个月或几年后才会教到。

对话的最后一个部分就是互动式语言反应（回答 5W 问句）。

交互式语言的前提只有单纯的语言刺激，但是不像我们希望学生会说出与教师同样的仿说词句。交互式语言反应需要的是与教师提供线索的用语完全不同的词语。

这听起来可能有些令人困惑，但在实际教互动式语言时通常非常简单，因为它可能使用有趣的活动，如儿歌和童谣接唱。如我先前所提到，我先生在卢卡斯 2 岁时偶然发现，他可以接唱完好几首歌里好几句的最后一个字。我也在评估时发现很多小孩都有相同能力，即使他们家长说自己的孩子无法做这件事。

在开始教互动式语言技能前，先选一首孩子常听且熟悉的歌，如恐龙巴尼主题曲《我爱你》就是对孩子极具魅力的一首歌，或是《麦老先生有块地》（Old MacDonald Had a Farm）也是很好的选择，特别是对只会发出简单声音的孩子，因为在你唱完“咿——呀——咿——呀”后接唱“呦”或是唱动物叫声如“汪”、“哞”通常都是很容易出现的反应。

教交互式语言的填空是相当具有功能性的技能，而且整天都可以练习，像日间托儿所和幼儿园经常有唱歌的活动。对于较大的孩子或成人，也可以找祷告文、国旗誓词和流行歌曲，以同样的方式来教。

如果孩子会发音，在选择交互式语言填空时选择一个他可以发的音。挑选一首孩子喜爱且有动机唱的歌是最棒的开始，例如，选择唱《轮子上的公交车》（The Wheels on the Bus）这首歌时，要唱得缓慢清楚又有活力，然后空下每句的最后一个或最后两个字，如“轮子上的……”。若孩子没有反应，你要非常强调地唱出那个字，然后再尝试唱一次这首歌。

下面是纳丹如何学会这个技巧的例子。

教师：“轮子上的（停两秒）……车！”

纳丹：坐着并微笑。

教师：“轮子上的公交……”

纳丹：“车。”

教师：“太棒了，你说了‘车’……我们再试一次！轮子上的公交……”

纳丹：“公交车。”

教师：“向前向……（停两秒）前！”

在你唱的一首歌曲中只挑选两到三个目标字，例如，刚才这首歌你的目标为“公交车”或是“向前”；若唱恐龙巴尼主题曲《我爱你》，可以挑选“你”和“我”作为目标。在这两首歌当中，那些目标字出现频率高而且孩子也都喜欢唱。一旦纳丹熟练这四个目标后，可以从这些歌中再挑选别的字，或是使用新的儿歌。

等孩子熟悉了很多首歌中若干句子的最后一个字，开始逆向链锁训练，留下句子的最后两字。等纳丹熟悉了在你唱完“一闪一闪亮晶晶，满天都是小……”，他会接唱“星星”，接下来的目标就是要孩子接唱“小星星”。

不要等待孩子接唱的时间超过两到三秒，因为你也没办法迫使孩子说出这些字。假如这个技巧不管用，可以试着举起玩具星星或是星星的图片当成辅助，然后从命名转换到互动式语言。

下面的例子告诉我们应该怎么操作。

教师：举起星星的图片，说“这是什么？”

纳丹：“星星。”

教师：“对！”放下星星，然后唱“一闪一闪亮晶晶，满天都是小……”，举起星星然后大声唱“星星”。

“我们再试一次，一闪一闪亮晶晶，满天都是小……”，并举起星星的图片。

纳丹：“星星。”

教师：“唱星星唱得很棒！一闪一闪亮晶晶，满天都是小……”无图片呈现。

纳丹：“星星”。

教师：接着唱下一句：“挂在天空放光明，好像许多小眼睛。”

同样的流程可以使用在一些儿歌童谣（例如，“一只小青 ______，呱 ______”），或是其他常见的有趣活动中（跳跳床、洗洗手）。使用接唱的方式可以帮助孩子在玩乐中对语言加深印象。对于使用手语的孩子，用他们已经学会的手势（熟练的要求）来做这个将会更有帮助。比如，孩子会比划“球”，他想玩球的时候，就可以开始一个初级的交互式语言填空练习：“拍拍……（球）”；或者孩子喜欢泡泡，也可以说“吹泡……（泡）”，让孩子比划出“泡”这个字。

你一定想知道如何将这些转换成有意义的对话，可是，现在还不是时候，这只是个起始点。如果孩子可以唱出歌曲里的句子，对于接唱也已相当熟练，就可以准备进入到下个阶段。看看已掌握的命名清单，从中准备接下来的交互式语言教学。

命名清单中应该已经有一大堆已经知道的命名物，包含“床、猫、铅笔和披萨”等，可以从这些命名物的特征或功能着手，把这些命名能力用在教他叙述物品的特征、功能或类别上。做法是描述性的陈述，将这些目标物名词放在句子最后，“你最爱吃……”，孩子应该要回应“披萨”，或是“会喵喵叫的是……”，我们期待的反应是“猫”。

在这个阶段，应该挑选那些可以用图片来辅助的名词进行教学。这是很重要的，因为我们可以用笔的图片轻易地辅助“可拿来写字的是……”这个陈述，但要找到“笔可以用来……”这句话的辅助却实在太难了。

大多数孩子无法回答5W问句，如“你睡在哪里？”直到他们可以填入这问题的空白处（你睡在____）。当孩子能够完成这些简单的接话、填空后，才可以准备撤除视觉辅助并将这个技巧转换到更难的“在哪里、什么、谁”之类引导的疑问句中。

以下是几个科林从简单填空接话转换到回答5W问句的例子，是一段真正的交互对话，没有任何的视觉辅助线索。

教师："你睡在……"

科林："床。"

教师："很好，哪里可以睡觉？"

科林："床。"

教师："喝水用……"

科林："杯子。"

教师："没错，什么可以拿来喝水？"

科林："杯子。"

在使用一个名词之前，必须先确保孩子已经能流畅地用这个词汇命名；如果孩子没有办法命名“小汽车”，那么对于“有轮子的是……”这个问题就会困惑或没有反应。

我是在当年走了冤枉路才学到这个教训的。我教卢卡斯回答“什么东西有翅膀？”答案是“飞机”。几个月后，我指着真正飞机的翅膀并问卢卡斯这是飞机的什么部分，他无法回答，那时我才发现自己犯了一个教学上的错误，因为卢卡斯并不会命名翅膀。

要孩子记住那些对他来说缺乏意义且在他的世界里并没有实用功能的句子，是没有意义的。要谨记应该先教他命名该物品，并且教他命名其相关特征之后，才能在没有物品呈现的辅助下，教他学习交互式语言的问答技能。

我曾经在教室中看到学生被问这样的问题“有刷毛的东西是……”，答案应该是“扫帚”。不光那个孩子看到真正的扫帚上的刷毛时无法命名，当时班上的普通孩子也只有少数几个能正确命名。

如果你正在教一个语言能力只有 3 岁水平的 10 岁孩子，那请教他适合普通幼儿程度的命名与交互式语言问答。在教他互动式语言时，须记得持续练习命名能力，否则，命名能力可能会丧失。当听到孩子用“喵”来呼喊一只猫，或者看到披萨的图片说的却是“吃披萨”，那你应该意识到他的某些命名能力还不熟练。这时需退一步，只练习命名的能力，暂停那个使他命名技能受干扰减退的交互式语言训练，这才是可取的做法。

回答“你上个周末在做什么？”或是“你今天在学校做什么？”这种问题是更高级的交互式语言技巧，更复杂也更难教。如果孩子已经到达可以学习这个的阶段，那我可以提供一些方向。

第一，不要问他你不知道答案的问题。应该跟老师商量出一个方法以便得知孩子当天在学校做了什么，这样问他的时候才能在必要时给予辅助。

第二，一旦孩子掌握了基本的互动式语言技能，就可以利用他喜爱的 DVD 或是图书，来练习更高级的互动式语言，可以暂停 DVD 或是合上书本并问一些 5W 问句，如“伍迪在哪里？”或“他在做什么？”

第三，我从卡蓬博士的治疗室那里学到，教高级的命名与互动式语言的关键是暂缓直接辅助。你希望孩子学会碰到问题时会想办法解决，且有能力给出灵活的答案。当看到电影《玩具总动员》中的伍迪在床底下时，你问“伍迪在哪里？”孩子没有反应或说“我不知道”，这时可以指着床问“这是什么？”而不是给“在床底下”的辅助。然后孩子可能会说“床”，你就说“没错，所以伍迪在哪里？”并指着伍迪在床下的位置。等孩子可以对着影片成功回答问题之后，才可以让他们回答没有视觉刺激的互动式语言问题。这个技能特别困难。不要试图教更高级的命名和互动式语言技能，一定要等到孩子可以流畅地使用介词，并且会命名电影或书本里所有的物品、活动、角色之后，才能尝试那样做。

至此，你已了解语言行为教学的基础元素，该是将它们整合起来，为孩子专门设计出教学计划的时候了。

第十章　综合设计教学计划

现在你已经掌握了应用行为分析及语言行为的原理，如果你是家长，你就能够针对自己的孩子量身设计出一套明确的课程；如果你是专业老师，那你就能替所有的学生设计出课程。

我建议以缓慢轻松的方式，将本书中所有章节提到的方法融入到日常生活（自然环境）中去，然后开始密集训练课程。

在自然环境中执行

我听到家长最大的抱怨是他们不愿意如此费力地参与孩子的治疗。他们说:“我只想当一个家长，我不想当孩子的治疗师或老师。”我告诉他们，教育就是父母该做的事。家长对普通孩子来说，是第一个也是最好的老师，对孤独症儿童或有其他特定缺陷的孩子来说，更是如此。这些孩子若没有精细的指导就无法学好，所以，你不可能袖手旁观，只做一个“家长”。

我们的孩子不只是在进行课程的时候需要上百次的重复，而应该随时需要错误纠正程序。错误或问题行为若得到任何形式的强化，再发生的几率都会增加，那样孩子就很难有进步。课程的一致性是教孩子学习的基本要点。

这就是为什么有人问到孩子一天应该接受多少小时的应用行为分析

或语言行为教学时，我的答案总是："几乎他醒着的全部时间。"

别紧张！这并不意味着你需要请人到家中一天工作二十四小时，或一周在治疗室中度过一百小时，但是，这意味着每周需要花很多时间进行密集教学课程。同样重要的是，每一位家长和陪伴者都应该了解应用行为分析及语言行为的原理，就算去一趟杂货店都可以是一个教学经验，这些日常生活中的干预和孩子接受专业治疗师的课程是同样重要的。

"自然环境教学法"（Natural Environment Teaching, NET）是一种比较特殊的教学形式，包括详细的计划、指导下的练习以及行为数据的收集等等，但这些都发生在孩子所处的自然环境，而非在治疗室中。在自然环境中融入语言行为教学需强调的是，它应该时刻伴随着孩子的日常生活。你会同时需要自然环境教学以及密集回合教学（Intensive Trial Teaching, ITT）来进行课程。

首先要建立家庭环境，以便于语言行为方法在日常生活中的融入。

与有发展障碍或语言缺陷的孩子一起生活的成人，都应该贯彻语言行为教学策略。大家的一致性越高，孩子的表现就越佳。你需要向孩子生活中的所有人解释你的策略，这些人包括父母、祖父母、保姆、治疗师及老师。

本书前面的章节已经详细解释过各种概念，这里再强调几个要点。

1. 对待孩子要更多地给予正向鼓励，给予八个正向鼓励才给予一个负向批评或纠错式回应。

2. 采用简单、可以被辅助或完整跟进的指令，这样能减少对孩子的命令。

3. 总是温柔地对待孩子，不用喊叫或靠肢体力量来使孩子顺从。

4. 限制叫他名字的次数，尤其是命令他或向他说"不"的时候。

5. 确定出可用的强化物，要保证能报出它们的名称 2~3 次，每一次孩子都能得到这个强化物（使用口语，若孩子没有口语就用口语加上手势）。

6. 日常生活中总是用一两个字的词汇来命名事物，语调加重些，语速放慢些，语气活泼些（比如，你和孩子上楼梯的时候说“上！上！上！”）。

7. 不要以放弃任务来回应孩子的问题行为，也不要在问题行为发生的情况下让孩子得到强化物。让孩子明白，问题行为并不能使他得到想要的东西。

8. 随时进行错误纠正、辅助并做转换回合。每当辅助孩子回答问题或纠正他说的话之后，要确保能够再一次向他提问，以得到他更独立的正确响应。

只要在日常生活中实行这八条建议，你就会看到孩子的快速改变。当你看到他变得越来越开心，越来越听话，你也会感觉越来越好。这八条建议是很好的起点，虽然它们不需要搜集数据或记录，但是它们都已有几十年的应用行为分析研究支持。

如果你能将语言行为的这些教学策略融入到生活中，那你就在行为疗法这条路上走对了方向。

开始治疗课程

你可能是一位愿意参与一天两小时密集教学的家长，或一位被雇用每天做三小时语言行为干预的行为治疗师，或一位每周见到孩子三十分钟的语言治疗师。无论哪种情况，在开始语言行为教学之前，你都需要一些引导，以建立起你的密集教学课程。

首先要看孩子目前的整体能力水平如何，这可以通过语言行为评估表（请见附录2）来实现；还需要了解哪些物品和活动对他有强化作用。尽可能争取所有接触孩子的成人们的协助，以全面评估他目前的能力和可能的强化物。在资料搜集后，可以将自己和强化物、活动建立关联。慢慢地，将自己想象成一个宠爱孩子的奶奶，而非强迫他学习的推土机。

要开始教学了，第一个可能出现的麻烦就是问题行为。这是预料之中的，因为多数刚开始接受课程的孩子，在表达要求方面都有困难，所以他们会用肢体行为来沟通。请在评估及处理问题行为时搜集一些数据（有必要时参考第二章），并设计一个行为干预计划。在语言行为课程中继续追踪问题行为，并按照第二章所说明的策略来降低行为问题发生的频率。若在课程中持续看到问题行为，则可以考虑向具有认证资格的行为分析师咨询，他能就这些技巧引导你。这样的行为评估将会持续进行，因为新的问题行为在以后的教学中还可能会出现。

遵照策略来处理行为问题，然后开始你的“要求”课程。第五章已完整介绍了“要求”的教学，但是在语言行为课程中进行要求教学的回合，还需知道一些额外的小诀窍。应该在一天中制造上百个机会，让孩子去要求，并自然地加入指令，以确保孩子不知道他正在执行任务。要求课程不该在密集回合教学中进行，而应在自然环境中进行。

这是什么意思呢？语言行为咨询师对此的见解其实略有不同，但我相信只要在课程进行中，看到孩子表现出需求欲望，即便正坐在课桌前（常见于密集回合教学）也可视为自然环境教学。因为要求的本质就是在自然环境教学中发生的，而且要求与动机有关。

密集回合教学通常在桌面进行，步调快速，而且在课程中，有明确的教学目标以及它们的穿插变化，有数据记录，有不固定强化安排等等，比起自然环境教学来，密集回合教学看上去更像在上课。但只要教学方式符合标准，密集回合教学课程也可以在地板上、户外的野餐桌或厨房的料理台上进行，而且通常密集回合教学课可在无需孩子的要求下执行。

虽然两种教学方式的比例可能不同，但上语言课程的孩子都需要。课程刚开始时，几乎所有的教学都会是自然环境教学，但这对年龄较大、已在上学的学龄儿童是困难的，因为许多学习内容都是在非游戏的环境中进行的。若一个孩子大多数时候可以在座位上进行学习，那就应该确保治疗师或老师能够提供给孩子许多强化物，因为你不想看到一个总是想要去找强化物而离开座位的孩子。我建议在工作座位上放置一个小的电视、DVD 或录像机，这和其他物品、食物与活动结合起来，能使这个工作桌非常有强化作用。不管你如何布置工作区，切记你应该总能让孩子开心地跑向工作区。

自然环境教学同样也要有计划、有目的且抓住并创造动机。它包含促使孩子要求，帮孩子加入简单的交互式语言，并练习泛化命名。比如，你有一套橡皮泥玩具，可以让孩子要求打开罐子；然后可以用橡皮泥做一只蛇，让孩子命名“蛇”；最后可以让孩子接话“蛇的声音是……”。

我培训的治疗师多数认为，自然环境教学比较难进行，如果治疗师没有掌握语言行为基础的话，更是如此。就算自然教学是建立在游戏的基础上，仍然需要做到准确。在自然环境教学里，创意是不可或缺的。若每天拿出一样的橡皮泥玩具，做的都是一条蛇，孩子非常可能因为单调沉闷而发展出机械式的反应。

自然环境活动也需要调动起孩子的欲望以及不固定比率强化的策略。好的自然环境教学看起来像一个成人和一个孩子正在开心地玩乐。若孩子习惯自己玩她的娃娃屋，而你一屁股坐在她旁边开始提问发指令，那么，你的出现可能让她感到厌恶，这样会造成反作用，因为娃娃屋可能会失去强化物的地位。

密集教学课程

人们印象中的语言行为治疗大都是步调快速的密集教学课程，这是正确的，但只有当你已经完全建立语言行为方法的基础后，才能进行密集回合教学。若你想在没有应用行为分析及语言行为背景知识的情况下执行密集回合教学，不出错是不太可能的。

密集教学很重要。为了我们的孩子有明显的收获，每天都需要非常大量的密集教学。你也许可以自己做密集回合教学，但若有可能，最好在这个领域投入金钱。这部分的语言行为干预需要个别化，需要随着孩子的进步而调整，这需要投资。

开始密集教学课程

首先，看看一天之中需要花多少时间在桌子上进行密集教学课程，当卢卡斯在 2000 年从洛瓦斯 /ABA 课程转换到语言行为课程时，他已经很习惯在桌子上度过很长的工作时间。当时他进入幼儿园已经两年，并且静坐行为良好，很喜欢坐在桌边工作。

执行密集教学前重要的是要确保那张课桌已经和强化物建立起良好的关联。将电视 /DVD 装好并将其他强化物放在他伸手可及之处。你一边把课桌和强化作用建立关联，一边可以开始在密集教学课程中进行接收、模仿及视觉执行任务。有些孩子在拼图的时候，需要音乐或电视继续开着，否则他会觉得那个乐趣一消失，任务要求马上就会跟进。很少有孩子在强化物被突然拿走，任务指令马上出现时，还会感觉良好。

给他糖果时渐进地关掉电视，然后再次将电视打开，然后关掉电视让他要求一部影片，再打开电视。接着关掉电视要求他做一个简单的模仿技能，再打开电视。

这么做，你就能够增加不固定强化的比率，并开始执行真正的密集教学课程。

为了恰当地进行密集教学课程，你需要做到井然有序，教学目标、教材及数据记录表都准备好，并一定要精通“坐在椅子上的能力”。

整理目标、数据及教材是较简单的步骤，因为这些可以在晚上孩子睡觉时做好（若你是个专业人员，请在孩子到校前备妥）。

以下为准备的具体步骤。

步骤一

评估孩子。没有评估你将不知道需要什么教材、目标或记录表格。语言行为评估表（附录 2）能帮你做到。

当进行评估时，很重要的是记下孩子已知道什么和尚不知道什么。方法是使用附录 4 的能力追踪记录表，记录每一个你要执行的课程，评估后同时进行追踪。我做课程咨询时，不时能见到在治疗师给一个孩子做的“基本语言和学习技能评估”（ABLLS）中，记录了这个孩子会五十种命名，却没有记录下他们会的是哪些、不会的又是哪些。如果你记下这些细节，就会发现设计一套课程更加简单。

我建议针对每个能力都做追踪表，并在日期栏上做记号来指出哪是先前已熟练的能力。这张纸也要列出还不熟练的能力，以帮助你选择教学目标。这些能力追踪记录表归整到文件夹中并贴上标签，以便于查找接收、命名、互动式语言等不同能力的进展。这个语言行为数据夹还应有一份评估表、强化物调查表、行为数据以及填好记录的试探记录表。

以下是一些课程范例，每个项目都有单独的记录表，我向刚开始进行语言行为课程的初学者推荐以下的课程范例。注意，每个课程项目都要有单独的记录表。

接收指令（拍手）。

接收身体部位（摸头）。

接收区辨身份（摸牛）。

玩具模仿（前后移动车子）。

动作模仿（这样做……拍手——勿说“拍手”）。

实物配对（实物配实物……猪）。

图片配对（图片配图片……糖果）。

命名（三组，实物、图片及泛化到三个图片）。

仿说（说“球”）。

交互式语言填空（一闪一闪________）。

步骤二

在每个项目课程中，选择 2~3 个内容目标，并将这些目标写在每周试探记录表上（见附录 5 范例）。我建议将周试探记录表及任何日记录纸（要求记录表、表 5.1、ABC 数据、表 2.1）都夹在板夹上，方便每天记录。选好前面几个目标，在能力追踪表上标出这些目标开始的日期。

步骤三

我试用过几种整理系统，发现最好的整理方式是已掌握物品卡片系统。尽早开始用这个系统，每次一个目标通过，就将其放进去，这应该是很好用的。可以将孩子已掌握的技能分开写在不同的索引卡上。有些咨询师建议不同的语言操作使用不同颜色的索引卡。例如，所有的接收指令（比如接收身体部位）可以写在粉红色卡片上，所有的交互式语言写在紫色卡片上。若开始时只用白色卡片，之后在卡片右下角贴上不同颜色贴纸做颜色代码也很不错。

卡片系统很重要，因为当孩子习得了技能，你很难将他全部的熟练项目都记在脑中。如果只记在脑中，可能会导致孩子缺乏某些技能的练习，因为你正频繁地练习他早已掌握的技能，如“摸头”、“鼻子在哪里”，却忘记了该更多地练习更高级的技能，如“睡觉要睡在______”，后者的练习对孩子才更有帮助。

后一个技能更复杂，用它可以引导出其他技能，如“告诉我一种家具”或“告诉我什么东西是软软的”。

用闪卡来做简单命名也很好，且整理和使用都方便。图片本身即辅助，所以指导者只需说：“这是什么？”

已掌握的命名技能列入索引卡后，其他技能如“拍手”及“这样做”（将双手举高至头上）练习起来就容易了。一张卡片上只写一种技能（见表 10.1）。命名实物也较为简单，例如，房间里有实物电视的话，教师的命名索引卡要记录清楚“这是什么？”（真的电视）

将所有已掌握项目的卡片系统和孩子会命名的图片一起放置在塑料盒或鞋盒中，将盒子标为“已掌握”。

表 10.1　熟悉物索引卡范例

摸鼻子	拍手	说“香蕉”
这是什么？（耳朵）	你住哪里？ 中正路	做这个（拍手）
我在做什么？ （敲敲）	轮子在…… （公交车上）	一闪一闪…… （亮晶晶）

随后从每个项目中抽 2~3 个未掌握技能作为目标，写在它的索引卡上，将目标技能放在和熟练技能卡片不同颜色的卡片上，并将新增的索引卡单独放在另外的相似的盒子里。

将所有的教材放在一个透明、带滚轮的整理箱里，并将整理箱和教材清楚标示，让所有知道会上语言行为课程的治疗师都能执行你的课程。即使你是孩子的主要教师，孩子也应有不止一位治疗师在执行课程，所以整理得越清楚越好。

步骤四

你需要跟踪每周学习掌握的新目标。对多数孩子来说，连续三天在试探之下得到连续三个“Y”（yes），这个技能就被视为已掌握。此时，在试探记录表上标示这个项目为“已掌握”（详见附录 5）。然后更新技能追踪表，并在项目旁写下习得的日期。最后，将已掌握的目标写在已掌握索引卡上，放入已掌握盒中。由于每周都要拿掉熟悉的目标并把新的加进去，所以每周都会重写目标试探表。

每天花几分钟整理教材，你会为此感到高兴。此外，每周五下午或周一早晨花一个小时（或更少）重写试探表，选择新目标并收集新教具。

组织得好会让教学更顺畅，就可以开始进行“椅子上的技能”。

密集回合教学开始时，看起来很像在要求课程中穿插了几个简单指令。即便在自然环境中执行密集回合课程，也应该完成教学目标的试探。可以趁孩子正在荡秋千、在沙坑玩或你正在吃午餐时，做试探工作。

加入更多的任务指令并加大孩子的不固定强化比率，使孩子得到强化之前能完成更多的任务。但不可进行得太快，过快会使行为问题在进行课程中随时出现。

难易项目的混合

我已经说过很多应该从容易的几个要求开始，但这到底是什么意思呢？

从已掌握盒里拿出一叠已掌握的项目和另一叠未掌握的项目，在课程中穿插使用。先使用已掌握的字词，然后偶尔加入一些对尚未掌握的目标所做的尝试。对所有新目标都应从零秒辅助开始，然后是一个转换回合，尽可能地减少辅助。容易项目与困难项目的比例可以从 80∶20 到 50∶50。不过，比这个比例更重要的是不固定强化比率一定要保持非常低。

混合及变化语言操作项目

密集教学课程应灵活地混合各项口语和非口语操作项目（配对技能除外）。开始可以是“摸鼻子”的任务，然后将几张图片放在桌上，叫孩子去“摸卡车”，此时，不妨指着椅子的图片说“这是什么？”最后可以练习一个包含示范辅助的模仿技能，在孩子做出一个独立反应后，给予强化作为结束。

快速指令

一开始在看语言行为教学时，最感震撼的地方是它进行的速度。当一个技术熟练的语言行为治疗师对一个中等程度学生上课时，如果他的不固定比率是 10，则每分钟反应可能多达 20~25 个。既要混合穿插变化各个教学项目，又要结合快速指令，同时兼顾难易项目的搭配，还必须预防错误并恰当地纠正所有错误，这似乎是不可能做到的。但我保证，只要练习，你就能做到。

要想将各种教学技巧很好地结合在一起，在练习教学时，旁边最好有具备语言行为经验的人，能对教学提出意见。若你不认识这样的人，那么，就找两三个有心一起学习的人，如孩子的陪护者及其他治疗师，可以互相观摩并相互指导，直到你对教学过程非常熟练为止。

以下举几个例子，这是一名熟练的语言行为治疗师主导的一段典型的五分钟密集教学，他在每一组教学单元（run-through）[①] 中间都穿插着一小段强化。

梅甘的不固定强化比率设定为 5，即平均每五个任务会有强化（用以预防或纠正错误的转换回合视为一个任务回合）。这个课程的目标技能为命名小汽车、鞋和模仿拍手、举双手，还有接唱《一闪一闪亮晶晶》。课程时间内其余的练习技能是梅甘已掌握的项目。

教师的指令用一般字体，梅甘的响应用粗黑字体。

第一组教学单元

这是什么？**杯子**（已掌握）。

这是什么？**泡泡**（已掌握）。

很好，这是什么？鞋（0 秒辅助）。**鞋**（辅助下正确反应）。

对，这是什么？（转换回合，无辅助）。**鞋**（无辅助下正确反应，三个正确反应后给予糖果和表扬作为强化）。

第二组教学单元

我们来唱歌，一闪一闪……亮晶晶（0 秒部分口语辅助）。**亮晶晶**（辅助下正确反应）。好棒，我们再试一次，一闪一闪……（转换回合，无辅助）。**亮晶晶**。太棒了！这是什么？

床（已掌握）这是什么？**鞋子**。很好，泡泡来了。（四个正确回应后给予强化。）

①编注：这里指连续地将相关的多项任务串在一起的一组教学过程。

第三组教学单元

说球。**球**（已掌握的仿说）。

这是什么？**椅子**（已掌握）。

这样做（拍手然后推梅甘的肘部以辅助），**拍手**（部分躯体辅助下正确反应）。很好，拍手。**拍手**（转换回合，无辅助）。**拍手**（无辅助正确反应）。

这是什么？**糖果**（已掌握）。

说猫咪。**猫咪**（已掌握的仿说）。

这样做（同时拍手）。**拍手**（有分心，但随后正确反应正确）。（在六个正确反应后，梅甘得到30秒海绵宝宝影片强化。）

第四组教学单元

这是什么？xiao……（零秒口语辅助）。**小汽车**（部分辅助下正确）。对，这是什么？**卡车**（转换回合，出现错误反应）。这是什么？**小汽车**（重复问题并全口语辅助）。**小汽车**（全口语辅助下正确）。对，这是什么？xiao……（转换回合，部分口语辅助）。**汽车**（部分口语辅助正确）。

这样做（同时拍手）。**拍手**（无辅助）。

很好，这样做（将双手举至头上，同时立即给予全躯体辅助）。**双手举至头上**（零秒辅助下正确反应）。**很好，这样做**（双手举至头上）。双手举至头上（无辅助下正确）。

很棒！这样做（同时拍手），**拍手**。

太厉害了！（四个正确反应后打开海绵宝宝影片强化）

计算一下上述五分钟课程中的不固定强化比率，先将每一组教学单元中的正确反应加在一起，共四个教学单元，所以除以 4。即（3+4+6+4=17）÷ 4 = 4.2。不必担心不固定强化比率没有刚好等于 5，这只是课程中的一小部分。每隔一段时间计算一次不固定强化比率，确保你正确地执行了它。我曾经见过在一个课程中不固定强化比率预定为 7，但在 25 个要求之后孩子才得到强化。所以，可以请另一个成人监督你（或自己录像），以便每隔一段时间跟踪你的次数。要确保不要太偏离不固定强化比率，就需要花一些时间对此做记录。

开始时不要太在意提高速度。要想练习更复杂的密集教学技巧，首先应关注和下功夫的是，如何应对错误反应，如何辅助，以及如何撤除辅助。如同你刚开始学开车，或刚学吉他时，你须思考每个动作，觉得自己动作很笨拙或太缓慢。事实也是如此，在熟悉车上每一样操控装置前，不会想要把车子开到时速 70 英里以上①。密集教学也一样，经过练习并有意观察给予观察指导之后，速度就会加快。

熟练并不会让你永不出错，密集教学技巧也是逐渐发展的，不要给自己压力，要求完美。请给自己设下务实的目标，有疑惑的时候，与另一个扮演孩子的成人多多练习，录下课程之后分析错误。

你和孩子的技术都会进步。

至此，我希望你已经学会如何开始、如何设计出能提高孩子的语言技能并减少问题行为的 ABA/VB 课程。接下来，我们要利用行为疗法来提高孩子的生活自理技能，例如，穿衣及如厕。

①译注：美国高速公路一般速限为 65 英里。1 英里约等于 1.61 公里。

第十一章 如厕和其他生活自理能力的教学

语言发育迟缓只是父母所关心的众多问题中的一个。发育迟缓儿童也会缺乏或较慢才掌握生活自理的能力，这包括如厕和穿衣等技能。你前面学到的帮助孩子沟通的方法，同样也可以运用在教孩子这些重要的生活自理能力上。

如厕技能

带过幼儿的父母都清楚为什么需要做如厕训练。随着年纪的渐大，如果孩子还欠缺这方面技能，此项训练的重要性就更清楚。缺乏此技能的话他们会更难以被社会所接受，而且尿湿和弄脏衣服都会浪费大量的时间、精力和资源，普通孩子用三年尿布和湿纸巾的花费已经很可观了，对于已经 12 岁却还没有训练好自己上厕所的孩子，那样的花费是极其不值当的，若是把金钱花在孩子的语言和学业上会更好。此外，适合大龄孩子的尿布难以获取，例如，在游泳时穿的尿片和可抛式尿片，而换尿布的时间更应该拿来训练其他的重要技能。

最后，也可能是最重要的一点，缺少如厕训练肯定会影响入学和入托的选择范围。一般的幼儿园通常只接受会自己上厕所的孩子，很多年幼的孩子只因为不会如厕就无法进入普通学校或某些班级。这样的情况随着孩子越来越大，会变得更难以解决。这些孩子也会面临是否被社会接受的困境，孩子超过四五岁后若在公共场合发生大小便的意外，很容易被同伴排斥。这种情况往往会影响到整个家庭，孩子的兄弟姊妹也会因此被嘲笑。

长期以来，专家都说孤独症人群是最难做如厕训练的，因为很多传统的如厕训练方法对他们都无效。我同意训练孤独症孩子如厕是困难的，但并非不可能。1974年出版的《一天内完成如厕训练》（*Toilet Training in Less Than a Day*, Dr. Nathan Azrin, Dr. Richard Foxx），里面提到即使是智力水平很低（智商只有30）的孩子在5岁时也可以成功地完成如厕训练。

有很多其他的书都在谈如厕这个主题，但没有任何一本是特别使用行为策略训练孤独症的孩子如厕。我综合了六本书里提到的技巧来设计一个训练孤独症孩子如厕的计划，其中我最爱的三本书分别为:《一天内完成如厕训练》、《训练发育障碍的人如厕》（*Toilet Training Persons with Developmental Disabilities*, Foxx & Azrin, 1973）和《严重障碍儿童的如厕训练》（*Toilet Training for Children with Severe Handicaps*, Dunlap, Koegel & Koegel, 1984）。

首先，必须确定孩子是否已准备好开始学习这个技能。除了孩子的生理年龄外还要考虑他的发育年龄。若你有一个3岁的孩子，但是他的发育年龄只有18个月，那训练如厕可能还太早。若孩子已经5岁，且表现出18个月的功能程度，那就应该开始训练。其他需要问的包括：尿片湿了或脏了时，孩子会注意或表达吗？孩子是否表现出对马桶、洗手或穿脱衣物的兴趣？孩子是否会从你身边走开或躲起来去排便？最后，孩子是否有规律的排便习惯，且不会在夜晚睡觉时排便？针对以上问题，若大部分答案为“是”，那孩子就已经准备好做如厕训练了。

训练的时间点也很重要。若孩子刚被确诊有孤独症，语言训练，尤其是训练他的要求，永远是首要之务。建立起一个好的正向行为计划，在实施中没有任何负强化或不好的结果，就可以开始做如厕训练了。

另外，不要在计划要搬家、要有新生儿或其他即将来临的大变动的时候做如厕训练。在有压力的任何情况下训练孩子上厕所都是困难的。在不适当的时间开始如厕训练的话，通常都会有一些退步的情形发生。

准备开始时就应该确保能够持续进行这项训练，直到成功的那一天。你需要至少整整两个星期待在家中训练这个技能，且几乎全部精力只专注在如厕训练上。还要确保之后的三个月家里没有重大改变。我看过很多家庭在开始如厕训练时，没有计划好足够的时间，而选择了一个"错误的起始点"。一旦开始了一个计划，必须持续进行，若发现这样很困难（的确是很难），那在未来一年或两年内只会变得更困难。

若还没准备好开始一个正式的如厕训练，这里有些步骤可以预先实施，会对之后开始的如厕训练有所帮助。首先，经常帮孩子换尿布，让他总是感觉干干的。买一个小的如厕椅，或一个可以坐在马桶上的如厕环（给小于3岁的孩子）。如果孩子年纪较大或体型比较大，直接使用普通的马桶即可。每天早上和洗澡的时候，让孩子坐在如厕椅上看看会发生什么事。有些孩子仅叫他坐在马桶上，就需要给很多的奖赏，所以要先准备好强化物，要把如厕这件事和强化建立好关联。如果孩子排尿或大便在马桶里，要给他非常热烈、非常强的强化！若训练一个男孩，开始应让他总是坐在马桶上尿尿，直到他已经完全可以控制排便，才鼓励他站着尿尿。排便有时只是当孩子已习惯坐在马桶上时，意料之外顺带发生的事件。有些孤独症孩子可以通过模仿他们的父亲而学会站着尿尿，但是他们从来没有真的学会坐在马桶上排便。

选择好描述与排便相关的身体功能的词汇，将定好的词汇通报给孩子的保姆或老师，必须保证所有人都使用一致的词汇。选择词汇时，要考虑到孩子大一些时还可以使用，所以使用"厕所"好过用"小马桶"，"尿尿"好过用"嘘嘘"。

最后，在正式开始前，应该花几天时间观察和记录孩子排便的时间。

多数孩子排便的时间还算固定，身体的反射（肠子的活动）是在起床后的15分钟或吃完饭的15分钟，那时才会有想要排便的感觉。记录孩子吃饭和起床的时间，看是否有规律可循。

白天的排尿训练

若准备好展开如厕训练的话，开始阶段先做白天的排尿训练。有些孩子可以坐到马桶上去尿，但是尿之前，他们不会表达要去厕所。如果不提供如厕的作息时间安排，就会尿裤子，这是很普遍的现象。按照时间表去尿尿是第一步需要掌握的训练。制作一份如厕计划，包括老师、孩子的照顾者和父母都步调一致地执行时间表，一致地给予强化物、处理尿裤子的意外，并做好如厕的记录。

如厕计划选用的强化物应该是即时而具体且对孩子有激励作用的。不要使用很久后才能得到的强化物。孤独症孩子通常不会因“如果你这个礼拜都尿尿在马桶里，我就买一台小火车给你”这种话而产生动机。

有时候，贴纸表可以起很大的作用。孩子在每次成功如厕后贴一张贴纸，达到事先决定好的贴纸数目后，可以得到一个玩具或特殊的奖赏。若无法确定孩子是否对这种代币制度有好的反应，那就不要使用，应选择立即性的强化来取代。

在所有应用行为分析的领域，强化物都是强有力的工具。只是简单地说“很棒”并不足以让孩子愿意舍弃尿布。若孩子已经开始接受应用行为分析/语言行为的计划，就选出一个只在如厕训练时使用的特殊强化物，如某些特别的糖果或特别的录像带。我接触过的一个孩子的强化物是使用折叠伞。工作人员告诉我，这个孩子喜欢下雨天，因为大家都带雨伞进入教室，而他喜欢把雨伞放在头上转动。既然如厕训练是一件困难的工作，那就选取孩子强烈喜爱但又不能经常接触到的东西或活动当强化物。

我建议每个训练孩子上厕所的人都应该去一元商店，买一些东西放进“如厕袋”中，当孩子成功地在马桶里尿尿时，让他自己从袋中选一样东西。开始时每一次的成功都要给予强化，但之后要能做到逐渐淡化，淡化到一整天或一周的成功，才让他从袋中选取一个东西。

训练孩子如厕的开始阶段，可只让他穿着内裤。根据我的经验，尿布和尿裤都会妨碍如厕训练，因为孩子不会感觉到湿，也无法让你及时注意到意外的发生。

在家中进行如厕训练应该是比较理想的，因为孩子可以只穿内裤，而你也可以很快发现他是否尿湿裤子。若孩子必须穿上裤子，也得确定裤头用的是松紧带，不要有钮扣、按扣或皮带等不易穿脱的东西。若孩子去上学或你们必须去一间餐馆或商店，就在内裤外面帮他穿上训练尿布或塑料裤，这样当孩子尿湿裤子时仍然会有感觉。

若你想在如厕训练时仍让孩子定时穿着尿布，可以买一个夹在尿布里的警示器，当尿布湿掉的时候，它会提醒你和孩子（这些警示器可以从 www.thepottystore.com① 上购买）。孩子睡觉时（包括午睡）的排尿训练后面才教到，所以睡觉时可用尿布。但不要在睡前两个小时就帮孩子穿上尿布，因为孩子在这么长的时间里有可能会尿在尿布上。当孩子一醒过来，就马上让他去坐马桶，因为这个时候如厕成功的机会最大。

孩子用完马桶后（即使没有成功尿在马桶里），也要确保他能正确地把自己擦干净，将裤子拉好然后洗手，需要时，父母可以从旁协助。教孩子把裤子脱到脚踝但不要完全脱掉，因为完全脱掉将会是一个很难改正的习惯。鼓励孩子在整个如厕过程中尽可能地独立完成。

---

①原注：该网站提供各种不同的训练工具和图表。

下面是正式训练如厕的五个基本步骤，许多书中都有描述，包含《一天内完成如厕训练》和《严重障碍儿童的如厕训练》。

1. 额外的水分。给孩子较咸的食物和额外的水量（每天 8-10 杯水）以增加如厕的次数。确保孩子在一天内平均喝下这些水，例如：一小时 4 盎司[①]，这样他想上厕所的时间更好预测。若不定时地叫孩子喝 20 盎司的水，会导致他想上厕所的时间太不规律。

2. 如厕时间表。每小时至少要 1~2 次。告诉孩子“要去上厕所了”（或其他你使用的句子），让他说或用手势比划出“厕所”然后带他去。若孩子在这时候有小便或大便，一定要给他很大的强化。一旦孩子开始自己去厕所，就可以停止使用时间表了。

3. 干裤子检查。执行这个步骤有两个目的。一个是及早注意到意外发生，另一个则是让孩子因为裤子干而得到奖赏。询问孩子“你裤子是干的吗？”然后让他从外面摸一下内裤的外层，这个步骤的时间间隔可以从五分钟到一小时，根据孩子成功的程度调整。裤子干，应该用强化物奖励他。若发现他裤子湿了，则马上执行干裤子检查。

4. 尿裤子发生后的正向练习法。如厕训练专家理查德·福克斯博士等人指出，“正向练习法”在如厕训练的过程中是一个重要的步骤。正向练习法是指你迅速带着孩子，从尿裤子的现场走到厕所马桶，再从厕所走回现场，连续来回走 5~10 次。

5. 资料记录。既要记录在便桶（马桶）上成功如厕的次数，也要记录意外小便或大便的发生次数。这份记录可以帮你看出他排尿的时间间隔，以及他什么时候要排便。坚持记录可以帮助评

---

①编注：1 盎司约等于 28.41 毫升（英制）或 29.57 毫升（美制）。

估如厕计划的成效。

虽然正向练习法对于许多小朋友是一项有效的程序，包括卢卡斯在内，但我相信有些小朋友可以不必使用正向练习也能成功完成如厕训练。正向练习其实是一种过偿纠正，是一种有效的惩罚形式。但是，不要在如厕计划的开始就使用正向练习。应该先尝试如厕时间表看看效果，使用正强化训练计划，而上述的正向练习带有负向结果。如果小朋友个子太大，可能会挣扎抵抗，或者在校期间的重复处罚让他有较强的羞辱感，那么，正向练习法可能就不好用。

必须把如厕计划实施的各项程序讲解清楚，执行中根据需要再加以调整。确保每一位执行者都能一致地执行相同的程序。如果你决定不使用正向练习法，当孩子出现如厕意外时，必须能保持冷静，且态度坚定地针对意外本身做处理。不能笑或做出其他使孩子误认为你对他尿裤子很高兴的行为。应该做的只是辅助孩子换好衣裤，但不给他任何不必要的关注。

其他可尝试的方法

图片作息时间表对有些孩子会有效果，它能提示孩子的日程安排，知道何时需要去上厕所。如果使用图表，要多加制一张厕所（马桶）的图片，好让孩子在非预定的时间也能表达要上厕所的需求。

如果孩子只有有限的意识，可以教他在坐马桶时身体向前倾，或是轻轻压一压他的下腹部来协助他们如厕。

对于站着或蹲着便在尿布里的孩子，在他们坐马桶时把一个小板凳放在他们的双脚下也能协助如厕。这个主意也适用于坐马桶时双脚还碰不到地板的孩子。

有些孩子穿上有他们喜爱的人物角色图案的内裤，会有更好的如厕反应，因为他们不希望把那个角色图案弄湿。若你的孩子不在意内裤是哪一种，就使用容易漂洗或可丢弃的便宜白内裤，省下麻烦。

若孩子坐在马桶上的时间过久，计时器是一个好工具。一个孩子如果没有排便或排尿，坐马桶的时间就不应该超过五分钟。

还必须在厕所中创造一个轻松的环境，若孩子在使用厕所时出现行为问题，可能意味着厕所还没有与强化建立起关联。这个时候需要退一步，只要孩子遵照作息时间进入厕所坐在马桶上，就要给予很大的强化。

大便训练

一个自己会控制膀胱的孩子可能会在厕所小便时，同时也排了大便（这也就是让小男孩坐马桶小便，直到他们可以完全控制排便的原因）。由于孩子做大便训练时不穿尿片或纸尿裤，要是意外大便在裤子上就很难清理，所以若孩子排便在马桶里，不论是有意或不自主的，都应该给他非常强的强化。

若在排尿训练完成后，大便意外仍持续发生，就需要回去观察一下强化计划并确保强化仍然够强。进行排便训练时，要使用孩子最渴望的强化物才会比较容易训练。若还是失败，就考虑执行正向练习法，即照正常程序清理完之后，带着孩子在发生意外的地点和厕所之间，连续来回 5~10 次。

卢卡斯 4 岁半时我们使用正向练习法来训练他的小便技能。卢卡斯大约在一到两个月内就可以按照时间表排尿，我们非常兴奋。但他还是每天或每几天大便在尿布上。他会趁我不注意时，躲到沙发后蹲下大便在内裤里。不用说，我感觉非常沮丧。

三四个月后，这个情况仍没改善，我打电话给理查德·福克斯博士，因为我以前曾经见过他，希望他可以帮助我脱离困境。他建议我去找一个卢卡斯强烈渴望的强化物，而且排便意外发生后使用正向训练。

后来当卢卡斯大便在马桶里时，我就立刻奖励他，开车带他去麦当劳，且一路不断告诉他，他在马桶上大便让妈妈多么的骄傲。此后，我只动用了一两次正向练习法，因为在跟福克斯博士谈完的两天内，卢卡斯就完全学会了控制自己的大小便。

夜间训练

当孩子白天时的大小便完全训练好后，可以开始做夜晚睡觉时的训练。若你够幸运，孩子会自动训练自己不在睡觉时大小便，每天都干着尿布起床。

连续五天干尿布醒来，就可以允许孩子只穿着内裤睡觉。要有意外仍会发生的心理准备，但是放弃尿布是必要的。

若孩子在睡觉时不能保持干尿布的话，有一些策略可以使用。鼓励孩子在下午时多摄取水分，在睡前两小时只给予少许的水量。另外，要确保孩子有规律的睡觉时间和起床时间，但对于无法一觉到天亮的孤独症孩子，这个步骤是困难的，那么，如果孩子在夜晚时间醒来，就一定要他们立刻去上厕所。

若晚上睡觉时仍不断发生意外，先咨询医生，确认生理上没有异常。不要责备、羞辱或处罚夜晚发生的意外，因为孩子在睡觉时无法控制自己的膀胱。若孩子超过 10 岁仍然会在睡觉时发生意外，且已排除生理上的问题，就可以考虑使用如厕警示器，并寻求如厕专家的协助。

主动如厕的教学

很多人在孩子可以成功地按照作息时间表去上厕所后，就停止如厕训练。其实孩子可能并没有学会在没有辅助下自己主动去上厕所。若必须每隔一段时间就询问孩子是否需要去厕所，那他的如厕训练就还不完整，你的工作也就还没结束。

如同其他应用行为分析 / 语言行为的干预项目一样，可以通过仔细地计划撤除作息时间表之类的辅助，帮助孩子更独立，最后熟练掌握如厕的技能。当你说“要去上厕所了”之后，孩子照作息时间表去用厕所。此时，若他是用手语或图片系统的，要辅助他比划出“厕所”；如果他有口语，要辅助他说出“马桶”或“厕所”等已选定的词汇。

在要去厕所的途中，阻挡孩子两到三次，用好玩的方式，耸耸肩装糊涂，问孩子“你要去哪里？”让他说出或比划出厕所。这就是在训练他要求上厕所的能力，每一次他成功地要求上厕所（无论是否在辅助下），一定给予这个行为强化。

当孩子每小时可以遵照作息时间在马桶里小便，且连续两三天没有发生意外，就将作息时间表延长为 90 分钟上一次厕所。要使用定时器，因为不同的陪护者可能不清楚孩子前一次上厕所是什么时候。同样，若孩子持续两三天没有意外，再延长时间到两个小时。若随着间隔时间加大，意外发生也增加，那就放慢增加两次如厕间隔的时间。

想要孩子自己起动如厕的过程，需要他能感觉到想要小便的急迫性，因此如厕的时间间距必须依照想要小便的需求去做调整。训练期间，确保教会孩子在他需要上厕所时一定会告诉你，因为走出家门时，孩子需要你帮他找到一间厕所。

在训练结束后如何处理意外事件

大多数小朋友偶尔还是会发生如厕意外，这本不必过虑。但是，若孩子发生意外次数很多，就必须立即去找出原因，阻止退步的发生。

首先，看看是不是生了病，如肠胃病毒或尿道发炎。饮食上的改变也可能是造成意外次数增加的原因，像是吃了较多的垃圾食物，或是食量的增加。生病吃药或饮食补充，都可能导致大小便意外。

还要询问孩子的老师以了解他在学校的如厕表现。若孩子可以自己主动去上厕所，而且在家、在学校和在小区都能做到的话，他就不再需要任何种类的如厕时间表了。当孩子进入新学校或新班级时，例行的如厕时间一般会安排在抵达学校时、点心时间、午餐时间和放学前。完全训练好的孩子在这种环境中，会中止“主动如厕”的练习，因为有了例行上厕所时间后，他不再有机会产生排尿急迫感。那么，发生意外的原因可能是肠胃不适或中午喝了太多果汁，导致他必须在例行的时间外去上厕所。在这种情况下，孩子就需要提供辅助了，因为此时他相当于要去学习遵守一个新的如厕时间表。

同样，平时不要总问孩子“你需要去厕所吗”，可以只在上长途车前或去游泳前才问这个问题，就像对待普通孩子一样。

若发现孩子每天在同一时间都会无明显原因地发生意外，可以让他改在那个时间点遵照新作息时间表去上厕所。

卢卡斯去年夏天在游泳池游泳时，发生了几次排便意外。于是我们就让他在泳裤里面穿着内裤，作为一层额外的防护，同时决定，只在我们去游泳时遵照作息时间表带他上厕所。在他换泳衣前，我们让他坐在马桶上，然后每个小时带他离开泳池去上厕所。除了游泳的时候，其他时间我们没有要他遵照作息时间表，也不总问他是否需要上厕所。

需要花多长时间完成如厕训练

与普通孩子一样，如厕训练的速度也因人而异。可能需要几天、几个礼拜甚至几个月，但是应该不会花上几年。要想成功地完成如厕训练，就要采取科学的有数据依托的方法。无论你怎么做，不要放弃！必要时，修正计划，但不要放弃。孩子需要这项至关紧要的技能，而你可以帮助他达到这个目标。

其他生活自理技能的教学

洗手和穿衣的技能都很重要，它们与如厕训练有联系。从洗手到把外套挂在学校的柜子里，到用叉子吃鸡肉，或穿上衣服等自理技能，都需要在教语言技能之外单独教学。这些生活自理技能是多项技能串联在一起的综合能力。

我们教卢卡斯洗手就花了四年。我们试着用口头辅助他每个步骤的顺序，也试着将顺序图卡贴在水槽上方，但结果还是让人沮丧。卢卡斯直到 6 岁进入 ABA 学校才学会洗手。我们后来才发现，口语辅助或顺序图卡并不是教洗手这种复杂技能的有效方法。这些技能最好采用任务分析（task analysis）的方式来教，站在孩子身后，尽量提供他所需要的躯体辅助。当时机成熟，逐渐撤除每一步骤的辅助。下指令“去洗手”后，试着在过程中不要说话，因为我们的目标是孩子可以独力完成所有步骤，而口语辅助将来不好撤除。

卢卡斯在学校学习洗手时，我正在进修应用行为分析的课程，学习任务分析的用法。要教孩子任何一种多步骤的技能，任务分析很有用。2002 年出版的《金字塔教学法：为幼儿设计的课程计划》（*The Pyramid Approach to Education: Lesson Plans for Young Children*）是一本能帮助你写出任务分析的好书，作者为安迪·邦迪博士（Andy Bondy）和几位他的同行专家。

写下某个复杂技能的每一个步骤，就可以创造出任务分析表。先观察普通孩子某个技能的运用过程，就能更容易地写出那个技能的任务分析。也可以参考自己运用那个技能时所做的每个步骤，然后写下来。

以下说明洗手的任务分析。

1. 抓住把手，扭开水笼头让水出来。
2. 右手压洗手液，左手放在喷头下方。
3. 右手按压洗手液两下。
4. 搓手 5~10 秒。
5. 两手放在水龙头下，除掉所有肥皂泡。
6. 抓住把手，扭回水笼头把水关掉。
7. 用毛巾擦干手。
8. 将毛巾放回架子上。

训练孩子这个技能时要保持用同种类型的肥皂（固体或液体），要把肥皂摆在水槽旁的固定位置上，如此程序才会一致。若洗手液摆在水槽的左侧，可能要教孩子用左手压洗手液，右手放在喷头下方。重要的是大家要一致才利于辅助的撤除。

执行任务分析必须评估孩子在每个步骤上的能力。要求孩子去洗手然后看他如何做。他是否会打开水？是否只是站在那里不动？是否不断压洗手液，直到你叫他停止？这样的评估让你知道该从哪里下手进行教学。

不要分开教个别步骤，而要一口气教完。孩子必须要感觉整个过程是一体的，他需要记住正确的顺序。可以站在孩子后方，用手臂和手掌给予适量的躯体辅助完成正确动作，避免错误并确保过程可以顺利进行到底。

任务分析在教孩子做家务时也很有帮助。可以设计一个在餐桌上摆放餐具，或收拾玩具的任务分析表。不论是哪种家务，都应写出一系列的步骤，那些步骤都是孩子可以学的，我保证他真的能学会。我曾经教过一个 14 岁的唐氏综合征女孩在学校摆放餐具。我第一个问老师的问题是，她希望孩子从哪里开始，要这个孩子一次拿一个盘子？一次拿四个盘子？她应该把盘子放在桌上再回去拿刀叉餐具？还是一开始把刀叉餐具堆在餐盘上，一起放到桌上？

老师承认，她并没有想到这些过程，她只是单纯希望那个女生可以学会将餐具摆放到桌上正确的位置。我跟老师解释必须要设定一个程序，这样老师才可以从学生身后轻微地辅助，然后逐渐撤除辅助，直到学生可以独力完成这个工作。

这些同样的程序也适用在许多自理技能上，包括穿衣和脱衣。逆向链锁训练对这些技能会有帮助，做法是你先做完前面的步骤，只要求孩子做整个流程的最后一个动作。一旦最后一个动作熟练，再要求孩子完成最后两个动作。

所以，若脱掉鞋子和袜子是目标，就要先帮孩子解开鞋带，将鞋口松一松，等你下“脱掉鞋子”这个指令时，孩子就可以很容易做到。

脱掉袜子也是同样的过程，可以先把袜子拉下一点，让它好脱，然后要求孩子完成这个工作。

教穿脱衣技巧时，用大一点的衣服，孩子就可以较不费力。有机会时应从孩子身后做躯体辅助，这样才可以感受到孩子自己做了多少努力，该如何改变辅助。从许多方面来看，教如厕训练和生活自理技能，与教语言技能是同等重要的。用行为方法训练这些技能是有科学研究证实的。孩子自己能做的越多，将来成功的机会越大。孩子有了独立的如厕和生活自理技能，也可以让你有更多时间专注于他的语言和学业技能的训练。

第十二章　结语

前面的章节提供了各种方案，合在一起就能得出一套语言行为教学计划，来帮助孩子学习探索这个世界。然而，制订计划只是相对简单的部分。孤独症目前尚无治愈方法，因此，孤独症在可见的未来仍是你与孩子和家人在人生中必须面对的事实。

即便如此，也并不代表孤独症是一种无可挽回的悲剧，在本章中，我将卸下“认证应用行为分析师”的头衔，以家长的身份来提供一些建议，分享如何根据诊断结果尽快得到适当的治疗。

本章针对家长给予指导，但我希望专业人员也能够阅读，因为在有效的临床工作当中，理解孤独症孩子家长的情感是非常重要的。

如果你是我最要好的朋友，而你刚发现孩子得了会影响他一生的残疾，如孤独症或唐氏综合征，那么，本章所述就是我会告诉你的话。

立即接受诊断结果

越早正视孩子的残疾失能，就能越早帮助他。你会明白自己的生活遭遇到始料未及的改变，但千万别失去认为孩子无法获得快乐而丰富人生的希望。

一位朋友告诉我，一旦孩子被确诊为孤独症，家长便会全然进入以孤独症为中心的崭新世界，我自身也是如此。我对生活事件的记录，开始围绕着孤独症来记忆。我会记得某件事是确诊前一年发生的，某件事是治疗开始后六个月发生的。我明白应该面对生活即将永远改变，那非常不易，但我仍要说，越快接受现实越好。孤独症的诊断将彻底改变家庭生活，这是无可否定的事实。

然而，若你无法立即接受这个人生改变，你也仍不孤单。我记得卢卡斯被确诊出孤独症时，一位心理医师对我说必须把悲伤情绪释放出来，因为卢卡斯不正常，将来不会变得正常，我的生活也不再会正常。我则告诉她，我仍未准备好放弃正常的生活，我只为卢卡斯的学龄前生活感到悲伤，当他只有 3 岁时，我不能为他整个人生都开始悲伤。

我坚信卢卡斯能通过密集的治疗而全然康复，我必须保持乐观，但我丈夫查尔斯的思路完全不同。我们从儿童发育科医师那里得到确诊后，在回家的路上查尔斯不断说些丧气话，例如："看来卢卡斯未来无法结婚、上大学"，或是"他今后一辈子都要跟我们住在一起了"。我流着泪叫他别再说下去，告诉他，我还没有预见那一天的到来，所以无法开始预测二十年后卢卡斯将会是如何的状况。我优先考虑的是，要尽快让卢卡斯接受密集的应用行为分析治疗，一步一步走下去。

卢卡斯被确诊的当天，我感性地断定他会彻底康复，甚至想象数年后可以帮卢卡斯办一场"康复派对"。我认为查尔斯替卢卡斯预测了太糟的未来而极度悲观，我们两人的反应在一开始时有着惊人的差距。双亲家庭面对孤独症确诊经常会有这种情形，其中一人像我这样，完全乐观，甚或不切实际，而另外一人完全相反。随着我们倾听彼此对卢卡斯的希望、梦想和害怕，到最后我的乐观和他的悲观得到平衡。

不管卢卡斯迈出的步伐大或小，我们的生活真的完全变了。他刚确诊时，我是个护士；七年之后，我成了具有认证资格的行为分析师，也是本地柏克斯郡孤独症学会的创始会长。过去这几年，我还成为一个作者、演讲者、咨询师和孤独症的专家。

“失败”的定义

若孩子尚未从孤独症当中“康复”，千万别认为自己与孩子是失败的，或认为孩子在学校会需要极大的协助，甚至认为孩子永远无法与人交谈。我的朋友卡萝尔有个中度孤独症的儿子，在别人给了我她的电话号码后，我到她家中观摩她的儿子安东尼的干预课程，卡萝尔成了我第一位“孤独症朋友”。这几年来，卡萝尔和我共度了许多时光，正因为卡萝尔于 2000 年前往佛罗里达州拜访文森特·卡蓬博士，并告诉我有关的信息，我才开始接触到语言行为教学。如果没有卡萝尔的友谊，我不知道这条路会怎么走。但即使有她的支持与建议，有我们一同不断的努力，却仍远不足以让我们的孩子看起来与同龄人无异。我们发现，若“治愈”孤独症只是一个够不够努力的问题，那我们的儿子早在几年前就可以痊愈了。

但我们也知道，即使应用行为分析与语言行为已帮助我们的儿子达到目前所能企及的最高能力程度，但现在还不能因此停顿。因此，尽管孩子已经 10 岁了，我们仍继续加强他们的训练学习。

我阅读过的由家长所写的孤独症相关书籍，大部分作者的孩子都从治疗中获得了良好成果，有些作者声称他们的孩子已从孤独症中“康复”。然而即使用了现今最先进、最优良的应用行为分析计划，大多数的孤独症儿童还是不会完全康复的。在我看过的几百名孤独症儿童中，只有几个孩子会让我觉得他们与普通同龄儿童完全无法区别，或者说他们已从孤独症中“康复”。因此，我建议你不该把完全治愈当成主要或是唯一的目标。

然而，几乎所有孩子都通过行为治疗得到了明显的改善，而孩子也确实存在因此而康复或与同龄人无异的可能性，那么，这理由已经足够充分，让我们继续努力，继续尝试。有的孩子会进步较多，就如同在普通孩子中也会有一部分能在人生道路上走得更远，是同样的道理。所以，不要拿你孩子的人生路与别的孩子比较，请多看重他的优点，弥补他的不足。

避免陷入高功能 / 低功能的困惑

有时候，你能为孩子做的最棒的事情就是忽略某些人的建议。在孤独症的圈子里可能会有一些专业人士或是家长试图说服你，说孩子因为高功能或者因为低功能而无法从应用行为分析或语言行为当中受益，可我的经验完全相反。无论孩子处于孤独症谱系中的哪一个区域，都能从应用行为分析或语言行为当中得到帮助。

我经常听到家长表示，他们的孩子只是“未特定的广泛发育障碍”（pervasive developmental disorder not otherwise specified, PDD–NOS），或是“我不想参加孤独症支持团体，因为我的孩子是阿斯伯格综合征，团体中那些人的孩子通常功能都比较低”。做这样的比较，就如同将不同种类的癌症放在一起比较一样，不同的癌症会导致不同的结果，然而每一种癌症确诊所造成的影响却是一样，都足以改变人的生命。

说真的，我并不确定所谓“高功能”孤独症是什么样子。我以前认为卢卡斯是高功能孤独症，因为他在幼儿时期就读普通幼儿园，并且看起来“很正常”。他没有类似拍手或身体摇晃的刻板行为，也不易怒或自我伤害。然而，他却被确诊成中度孤独症，因此，我不再把“高功能”这个词用在他身上。

相反，我开始把卢卡斯当做一个中间位置的参考标准去考察其他孤独症儿童，评估其他孩子之于卢卡斯功能是较高还是较低。但有一天我终于明白，这种局限的想法还是无法帮助任何人。这样的领悟发生在我参观让卢卡斯准备就读的应用行为分析学校时，在围成一圈的游戏时间中，有一个男孩难以安坐在椅子上，他跌落在地板上，而且很难缠，让治疗人员很伤脑筋。虽然老师们已有处理男孩行为的办法，但当游戏时间结束时，那情景仍让我非常震惊。

看到这样的情形后我开始担心，卢卡斯可能对这间学校而言功能过高，我告诉学校主任看到的那些行为，担心卢卡斯被放在这个班上的话会倒退。然而主任告诉我，那个孩子虽然在游戏时间有激烈的行为问题，但他却能够阅读以文字为主的章回书籍，拥有小学程度的算术能力，并且比卢卡斯有更多的语言能力。

就从那时起，我决心放弃使用“高功能”及“低功能”这些用语，它们非常主观以至于事实上没任何作用。如果老师真的以高功能至低功能等方式将孩子分门别类，那以后肯定会遇到麻烦。不同的孩子会在不同领域展现能力，可能某些孩子拥有良好的学业技能但缺乏社交能力，或是语言功能良好却有行为问题。

孩子看起来越正常，家长就越有可能去为他代言。有些家长试图隐藏诊断，而这可能使问题更多。在学校里要想不让其他学生看出差异，往往是很困难的。这些所谓“高功能”的孩子常会因为和其他同学格格不入而被同学们嘲弄或忽视。高功能孩子也更容易缺乏在语言、学业或社交技巧上得到个别化的指导，无法提高在校的适应能力。因此，你或许更需要去劝说老师，温和地敦促他们以确保看来正常的孩子得到所需的服务。

就以上这些原因来看，我强烈认为，不应使用高功能或低功能之类的词给孩子贴标签，相反，孩子的能力和需要应该得到评估，并且得到适当的服务干预，才会帮助他进步。

尽可能多地接受治疗，越早开始越好

当卢卡斯刚被确诊出孤独症时，我相信他的情况很轻微，并预期他终会康复，认为他不需要太多的治疗，但后来我发现自己错了，虽然我当时并不知道。

我参加了一个由格伦·邓拉普（Dr. Glen Dunlap）博士[①]举办的一日培训班，我还告诉他我认为卢卡斯不需要接受太多治疗，但他却告诉我应该把卢卡斯的诊断当做最严重的孤独症那样去治疗他。邓拉普博士表示，在他多年的经验中，曾看到过3岁时能力状况类似卢卡斯，到了8岁真的变得正常的孩子，但其他大部分的孩子并没有出现同样的情况。同样，他也见到过看起来恢复的希望很渺茫、极为重度，但到了8岁时却能变得和普通孩子没什么两样的孤独症孩子。

邓拉普博士告诉我，他曾见过轻度或中度的孩子因没有接受他们极需的密集治疗，最后反而落后于障碍程度更严重的小朋友后。他说，你永远不会后悔给卢卡斯太多治疗，但若根据你自己对卢卡斯能力的解读而松懈，对干预不够积极进取的话，那你一定会后悔。

让孩子获得适当的治疗或许不容易，但却是必要的。采纳专业人员意见时，不要只看表象。我认识一位母亲，她的孩子30个月大，其语言课程被缩减到一个月只有一个小时，即使我明显看得出来这个孩子的语言仍有至少一年的落后，但这位母亲却说，她猜孩子的能力已经不错，否则“他们”不会缩减孩子的语言服务。我认为这位家长与其相信这样的建议，不如去查看孩子的标准化语言评估分数，并参考其他客观的数

①编注：格伦·邓拉普博士是南佛里达大学的教授，主要研究领域是正向行为支持（positive behavior support）和家庭支持。

据。不提供儿童所需的治疗或过早减缩治疗时数，有可能是因为人手不足或是出于费用的考虑，而非因为孩子在学习上的进步。如果在这方面有所困惑，就应该参考客观的评估数据，从而要求密集治疗。

准备成为孩子的辩护人

我想，我所要给你最逆耳的忠言，可能是你需要为孩子有权得到优质教育和服务而出面发声。我希望你是幸运者当中的一个，不用辛苦地去争取（不必争取的原因大多是因为已经有别人为你辟出了那条道路），但如果你不是幸运者之一而需要额外争取这些时，有一些方法可以让你争取得较为顺利。最好的方法就是，将孩子需要什么、正在接受哪些治疗服务等等，各类报告和记录有条理地整理起来。

当卢卡斯3岁且被诊断出孤独症后，我感觉到必须为他努力争取每一个机会。我很快就认识到，教育单位所能提供的往往与理想有很大的差距，那让我感到十分不满意，几乎完全不能接受。几个月后我便陷入长达两年有律师、法庭书记及证人参与的法律诉讼。这个过程让我惊讶，因为我以为至少在纸面上，优势都在我这边。我有硕士学位，我在医院担任员工发展协调员，工作是训练护士拟定良好目标，我也是护理部门主管，所以我习惯于妥善保存记录，习惯于必要时坚持主见。

我的家人都居住在同一区域，因此，我在当地有人可以帮我照看孩子；我有一定的经济能力，会娴熟使用网络并且有车可以来去自如；我有能力得到私人咨询评估，并很快学会在特殊教育系统中找到方向，到达对的地方。

我相信自己能相当容易地应付这个教育法庭系统，它称为合法诉讼程序。但是，我错了。我无法相信为了替卢卡斯争取他需要且应得的服务，我必须付出更多辛苦的工作。同时，这个诉讼程序也很昂贵，因为并没有公辩律师可供特殊儿童的父母聘请。

我所居住的县市（就像大部分的县市）落后十年，在 90 年代末尚未提供应用行为分析治疗，但我相信孩子的生命正处在一个紧要关头，因此，我快速采取了行动。我很高兴在那个时候能和几位朋友同时提出申请服务的法律诉讼，要求教育体系提供的服务改善不止让卢卡斯受惠，也让郡内每个孩子都受惠。

有些人并不想去争取，而会选择搬到较方便入学的学区以“追逐”好的治疗计划。而我的想法是，在原居住处改变治疗计划，而不是为了改变计划搬到其他地方，因为学校提供的教育服务通常由学校的行政官员和学区委员们决定①，但这些有权人士也会经常更换。你可以搬到一个对于孤独症的治疗相当友善的地区，但一年多后那里的学区委员会可能又决议删减这些教育计划的经费。或者你卖掉房子搬家，以便追随一个优秀的老师，然后再发现这位老师后来生了病，不再教学了，这都有可能发生。

过去几年我选择将时间花在与学区、县市及州政府共同工作，以发展一个好的教育系统使其符合所有孤独症儿童的需要。透过宾州语言行为计划以及私人的咨询，我有幸能与上百位在公立学校中、使用应用行为分析及语言行为计划服务孤独症儿童的专业人士一同工作。这些专业人员在一线实际工作中，看到应用行为分析及语言行为的原则的确能帮助孤独症以及相关障碍的孩子。一位老师最近告诉我，她简直不知道过去她是怎么教孤独症孩子的，自从用了应用行为分析和语言行为教学之后，她的学生获得的进步让她大为感动。这位老师后来进一步进修考试，

①译注：美国各地分设学区，依地理划分区域，提供从幼儿园大班到高中四年级的公立学校教育，学区有教育委员会会员若干，他们决定经费分配的大方向，各部门高层行政人员则决定实际如何运用。

最近成为国际认证副行为分析师。

因此，在争取相关权益时，你必须和孩子的学校一同工作以开创适当的教育计划。这不是一夕之间便能达到的，需要有坚韧不拔的毅力并付出极大的努力。不要把为孩子争取权益变成个人意气用事或者弄得乌烟瘴气，你的立场尽量坚定，但不可强势过头。你必须设下权益高标准，但也必须知道在某些论点上要有所让步以让孩子得到重要的服务。

在美国，有特殊需要的孩子有权获得免费、合适的公立教育（FAPE）。虽然听起来很棒，但这并不代表学校的行政主管会热切地提供那些你认为属于 FAPE 的服务。

所以，要随时做好准备。把手上有的书面资料都用三孔资料夹整理好，以便日后调阅资料。你会看来有条不紊，一旦需要针对孩子教育计划中不足之处提出意见时，也容易准备就绪。

带一位朋友或家人参与个别教育计划（IEP）会议，或是任何讨论孩子教育计划的场合。让他们协助做笔记或是录音（若你打算这么做，需数天前告知学校行政官员）。独自参加这样的会议并面对“对方”六到七位与会人士可能会让你有紧张感，这种情况下有个陪伴者是很重要的。

招募一位辩护人也是一项应及早着手的步骤。卢卡斯 3 岁时，我在当地的精神健康协会中找到一位免费的权益辩护人，她提供的建议及支持非常有价值。当我需要更具体特定的法律信息时，我也付钱雇用过辩护人及律师。当地的孤独症支持团体也能够指引你有哪些声誉良好的辩护人及律师。

尽可能将所有事情写下来。例如，你和某人在电话中谈论孩子的事情，记得向对方索取姓名及地址，并寄一封信给他确认电话交谈的内容。如果是当面谈话或开会，同样可以跟进一封信，信里记录你在会面中观察或听到的事项，还有你关切或疑虑的事情，以及还有哪些信息是你需要的，包括是否有谁承诺过会提供这些信息。

加里·迈耶森（Gary Mayerson）是个孤独症孩子的父亲，他在2004年出了一本书《如何和学校妥协而不损及孩子的权益》（*How to Compromise with Your School District without Compromising Your Child*），这本书和另外一个网站 www.wrightslaw.com[①] 在这方面会对你有帮助。

装备好你自己，使自己能学到更多关于特殊教育法规的事情而避免诉讼。此外，我建议要参加有关权益争取的讲习会，同时与在这方面有经验的家长形成联系网络。

当你和学校的行政人员及专业人员一同合作时，不要忘记 ABA 的原则，就如同你和孩子一起工作时一般，必须让自己与强化物关联起来（带甜甜圈去参加会议），逐步加入你对校方的要求（不要一次要求全部的事情），并且在事情进行顺利时给予对方强化！

一次只尝试一种新疗法

许多新手孤独症父母都会犯一个共同错误，那就是同时尝试各种不同的治疗方法。我完全能够明白那种想要帮助自己孩子的迫切心情，但对于孤独症，越程序化的方法会越有成效。

尽早开始实施 ABA/VB 的计划，观察孩子的反应。其他疗法的确很多，如饮食控制、药物治疗、生物医学治疗、感觉统合治疗以及以基于人际关系的治疗。但如果同时采用好几种方式，将无法得知哪些方法有效，哪些方法无效。

---

① 编注：该网站提供有关美国特殊教育法律及为特殊儿童争取权益的信息。在大陆，由于教育体系及维权方式与美国有很大不同，一些前辈家长以个人的实践总结了很多如何与学校打交道的经验，具体内容可参见以琳自闭症论坛（new.elimautism.org）。这个中文论坛上还有一些国内与孤独症相关的法律和地方法规。

詹姆斯·科普兰（James Coplan）是一位儿童发育科医师，他诊断出卢卡斯有孤独症。他表示愿意用药物治疗帮助卢卡斯，但前提是孩子已经有了良好的行为教学计划。

对我们而言，卢卡斯的应用行为分析计划进行得十分顺利。假如我们同时开始药物治疗，将无法知道只是优良的行为疗法课程就可达到的明显效果。

过去七年中我们尝试了 12 种药物，但大部分都会导致副作用。我们将每一种不同的药物分开使用，以便了解每种药造成的结果。有一件我当时没做但现在十分建议的事，即将药物（药量）、补充品和试用过的其他疗法都列成清单，将每种药物开始服用及停用的日期记录下来，并写下孩子服用每种药品时发生的作用和负作用。

知道何时该停止一项治疗或何时该加入其他疗法也是很重要的。我曾看过青少年们接受禁食麦蛋白和酪蛋白疗法（GFCF）好几年，但因为没有使用应用行为分析计划而仍有许多严重的行为问题。他们的父母为了确保孩子不会吃下禁食的食物而时刻紧绷神经，以至于未曾留意过应用行为分析和语言行为这样有科学研究支持的优质行为干预计划。

这并不意味着大家应该忽略非传统的或是生物医学治疗，因为这些方法也帮助了许多孩子。但我相信，行为疗法应该优先，所有其他干预方式应在这之后逐一加入，而且一次只加一个，才能评量出每种方法的效果。

尽可能学会行为干预中的所有方法

当卢卡斯要开始洛瓦斯应用行为分析干预计划的时候，咨询师建议父母中有一人要学习如何成为一位治疗师。她建议我请一位保姆来带斯潘塞（发育正常的儿子），每周五小时。这样我就能对卢卡斯进行一堂真正的课程。对我而言这是个不错的建议，因为我发现自己是如此喜欢这门课程，以至最后通过了应用行为分析师的认证。但总体而言，能与卢卡斯坐在一起上课对我非常有帮助，我得以看到他的反应，了解他的强项和弱项。每当他的咨询师来访时，我会帮卢卡斯上课，并且得到咨询师的有建设性的意见回馈，这些意见甚至帮助我能训练其他来我家的治疗师。

如果你是一位与孤独症或其他相关障碍儿童一起工作的专业人员，你必须要让家长一起参与，让他们阅读相关的图书，并且要他们看着你做干预（与他们的孩子上课）。如果你负责的孩子的家长已经相当内行（这种情况在孤独症谱系障碍中经常可见），那么，让他们演示最适合自己孩子的方法。尽可能让家长多多参与，因为最后一直陪伴孩子的人会是家长，而不是有一天终要离开的专业人员。

照顾好自己并一步一步慢慢来

如果你不小心，孤独症与其他发展障碍就会压垮你的生活。每个人都有自己的一大堆事，但是在一天内能完成的事情总是有限的。尽可能让家人、亲戚或朋友也能协助你，让他们一起参与培训课和孩子的干预课程。请他们阅读这本书，好让他们了解你在怎么帮助孩子。他们知道的越多，就越能给你协助与支持。我母亲参加了每一场咨询培训课，并尽她所能学习，而在我成立孤独症学会之时，她伸出援手。在案件诉讼期间，我爸妈也一直帮忙，常常照顾我的孩子好让我有时间参加各种座谈会与会议。在我需要有人聆听时，我姐姐与我的朋友愿意当我的听众；当我对诊断与干预过程感到沮丧时，他们给我精神支持。

尽可能倚靠你的朋友，让他们从各方面参与你的计划，参与孩子的生活。让别人也有机会照顾你的孩子，毕竟有特殊需要的孩子必须学会听别人的话，与父母以外的成人建立关系。你也需要休息，所以当有人愿意帮你带孩子几个小时的时候，就接受他们的好意吧！若可行的话，请一位固定的保姆，这样你就能有固定的休息时间，而不需要仰赖家人和朋友当你不定时的免费保姆。

虽然孤独症会是你生活的一个动力，但不时地从这个疾病诊断中走出来，去散散心，也是很重要的。科普兰医生告诉我先生和我，有时候夫妻要花时间各自独处，有时候要共度一些时光。有时，我先生要与斯潘塞花时间一起做点事情，有时则是卢卡斯与我单独在一起共处。他同时建议我们偶尔要让卢卡斯待在家中，以夫妻的身份去陪伴斯潘塞，因为医生认为我们需要偶尔享受没有卢卡斯的生活。

科普兰医生也在他为卢卡斯做诊断的当天，告诉我先生和我去找婚姻咨询。当时我先生向科普兰医生抱怨，说当卢卡斯在半夜要求喝牛奶时，我都立刻去拿牛奶给他喝，而他认为在半夜喝水会比喝牛奶适合。科普兰医生表示，若我们俩在决定夜里该给孩子喝什么时都遇到困难，那当我们要为卢卡斯的未来做出重大决定时，就更容易陷入争执了。

我先生与我确实去做了咨询。我们发现那里是个调节悲伤情绪的好地方，也是为卢卡斯的未来做决定时，找到两人共同点的好地方。当许多夫妻因为孩子被确诊为孤独症而分居或离婚时，我觉得我们的婚姻反而因为孤独症而更坚固。我们被迫必须协调，必须共同做出决定，好让卢卡斯进步。几次咨询下来造就了我们现在的生活，我强烈建议遇到挣扎的人去找个人或夫妻一起的咨询。

也有其他支持团体可以提供协助。若你所在的地区有一个团体是可以加入的，请你一定去参加。你也可以浏览 www.autism-society.org 或

www.autismspeaks.org[①]。我发现从网络获得的支持非常宝贵，虽然有时你无法在你的自己的小区找到可以分担忧虑的人，但你几乎每次都能在网络上找到有同样心路历程的家长，他们也是“走过这个阶段，做过那件事情”。

我现在已经在找较大孩子的父母，准备请他们指点我有关卢卡斯以后进入青春期的事情。与有相同年龄孩子的父母交朋友是很重要的，这样你才能在需要找人聊天、抱怨或寻求答案时，通过电邮或电话获得支持。对于孤独症，你永远不会是孤军奋战的。

不管处理什么事情，请记得一次只消化一点东西。这不是在跑百米，这是个有许多山坡与峡谷的长跑旅途。必须调好自己的步伐，因为你非常可能要经历长年的疗程，随着孩子年龄的改变，还会遇到风波转折。你会与孩子一起学习语言，然后是职业与／或学业技能，接着准备让孩子能独立生活甚至上大学。记得，在每个阶段都有一个值得期待的理由，你这么努力地工作就是为了让孩子能有最好的生活。

制作柠檬汁

我的孤独症旅程的目标是，让我、儿子和家人能找到最佳的状态。

讽刺的是，在卢卡斯被确诊之前，我参加了一个妈妈俱乐部的会议，会议开始前的破冰问题是告诉大家你在孩子出生前做了哪些事，以及未来计划要做的事。斯潘塞那时候是 1 岁，卢卡斯 2 岁半且尚未被诊断为孤独症。当轮到我发言时，我说我是一名护理长，我可想见自己将会回到学校读书，得到博士学位，然后成为一位研究者、作家以及成为某个

① 编注：这两个网站是美国比较有影响的孤独症支持团体的网站。前者是美国孤独症协会（Autism Society of America）的网站，后者是孤独症之声（Autism Speaks）的网站。

课题（当时尚未决定）上的专家。虽然当时我完全没想到这个领域会是孤独症，但我现在很高兴能告诉大家，我实现了自己七年前设定的目标。

也就是说，即使我的生活发生剧烈的变化，我仍努力达成了自己的目标，同时也帮助卢卡斯达到他的目标。

这一路上，我发现自己多么热爱帮助所有的孩子，我非常喜欢跟专业人员和家长分享如何给孩子更好的服务与照顾。最重要的是，我热爱与那些独一无二的孩子们共同工作，他们每天都教会我一些新东西。有人说我所做的只是把柠檬变成柠檬汁，也许是的，但不管怎样，到目前为止我对自己的人生旅程感到非常有成就感。

这并不是说我的旅程已结束，或我们母子在这条既陡又滑的孤独症道路上不会再碰到挫折挑战，但我已知道，只要一路专注于帮助两个儿子发挥最大潜能，我必能找到登上山顶之路，而且让我的家庭生活完美。

在那一天到来之前，我们一步一步生活，在登山的路上好好欣赏风景。

开始实施语言行为方法是你的第一步，现在就走出这第一步，看看你自己、孩子和你的家庭能够走多远。

附录1　术语解释

应用行为分析 (ABA)　一门了解并改善具有社会意义行为的科学。

前提–行为–结果 (ABC)　描述所有行为的三项关联。

前提　出现行为前发生了什么事，可能是一个指令，如“去排队”，或是闹钟铃响。

行为　一个生物体可被观察的动作；对于一个行为看来是什么样子的描述。

结果　在行为后立即发生的事情，它会增加或减少该行为将来发生的机会。

举例：

前提—指令：“摸鼻子”；行为—摸鼻子；结果—给予饼干。

前提—指令：“拼拼图”；行为—说“不要！”；结果—作业被移开。

基本语言及学习技能评估 (ABLLS)　经常用于应用行为分析及语言行为方案的评估工具、课程指引及技能跟踪系统。由詹姆斯•帕廷顿博士和马克•松德博格博士共同撰写。

逆向链锁训练 (backward chaining)　一种教整项任务的教学方式，例如拼拼图或唱歌等等。当使用此方式教导孩子唱歌，第一次你可以将最后一个字留给孩子唱，如“蝴蝶，蝴蝶，生得真美____”，当孩子能唱出“丽”时，可以留下两个字“美丽”让孩子唱，以此类推。

基线期 (baseline)　在任何新干预开始前搜集数据的一段观察时间。

认证行为分析师／认证副行为分析师 (BCBA/BCaBA)　认证行为分析师是通过规定后成为认证行为分析师的人，拥有认证行为分析师资格的人至少须持有硕士学位，而认证副行为分析师至少有学士学位。除了必须符合最低教育标准，认证行为分析师和认证副行为分析师还必须完成应用行为分析的学分课程，且在已获得行为分析师认证资格的人的督导下工作，通过笔试才可取得认证。如何成为认证应用行为分析师，或如何找寻一位认证应用行为分析师，可参考：www.BACB.com 上的信息。

条件强化物 (conditioned reinforcer)　一个以前属于中性而现在变成了强化物的物品，代币以及金钱可以被用来换到想要的物品，是条件强化物的最佳例证之一。

剥夺 (deprivation)　在一段特定的时间内无法得到，而以往都能得到的强化物，可以由此增加一个行为。例如，我们可以做一个自然的剥夺，在午餐前，孩子极有可能在肚子饿时来进行"要求"的课程。

回合式教学 (Discrete Trial Teaching, DTT)　使用 A-B-C 三项关联来教导障碍儿童，每一个独立的回合都用来教导新的技能。

仿说 (echoic)　可以立即或是延迟重复别人所说的话，斯金纳认定这是一种语言操作。

食物性强化 (edible reinforcers)　可以用于 ABA/VB 教学计划中的食物和食品。执行者永远都要记得将食物与表扬和其他社会性强化物联系起来，如此，食物性强化物最后才能渐渐地撤除。

错误纠正 (error correction)　这项技术用来纠正没有得到预防而发生的错误。重新呈现问题或指令，提供一个辅助，然后使用转换回合来减少或撤出辅助。

零错误教学 (errorless teaching)　用于语言行为计划中的一项技术，用来预防或减少错误。在指令或问问题之后立即给予提示，之后再经由转换回合撤除。

免费、合适的公立教育 (FAPE)　在美国根据联邦法律，3~21 岁的残障儿童有权得到此一级教育。

模仿技能 (imitation skills) 模仿他人动作的能力。

密集教学 (Intensive Trial Teaching, ITT) 快节奏的 VB 教学，通常是在课桌前使用零错误教学和撤除指令、混合及多变的辅助程序，以及一个已定的不固定强化。

互动式语言 (intraverbal) 填空式的问题或回答 5W 问句。在没有视觉或其他刺激呈现下，响应他人的语言行为。

要求 (mand) 对于物品、行动、注意力或信息的需求表达。

配对 (matching to sample) 在物品或图片与相同或相似的物品或图片间配对。

动机操作 (motivational operation, MO) 指一个人的动机或对某物的欲望，包括物品、活动、注意力或者是资讯。满足与剥夺对动机操作的高低很有影响。

自然情境教学 (natural environment teaching, NET) 利用孩子当前有兴趣或有动机的事物来控制教学活动，教学的目标可以编入游戏及其他有趣的活动中。

操作 (operant) 定义一个行为的前因及后果。例如，表达需求的前因是动机，它的结果是得到他所要求的物品。

建立关联 (pairing) 使用强化程度较高的强化物，使人物、物品及情境也变成具有强化作用的程序，以便在下达要求之前，能够让孩子跑向工作区及人。

图片交换沟通系统 (PECS) 这套系统由安迪 • 邦迪博士及洛丽 • 弗罗斯特发明，教孩子使用图片来指出他们想要或需要的物品。

试探 / 冷试探 (probe, cold probe) 对于在一天教学开始前，孩子在已经数小时没有教学下所出现的反应的资料收集。冷试探通常在早晨一开始，或一节课程开始时进行。

辅助 (prompt) 学生做出正确反应的一个暗示或线索。一个辅助通常是前提控制的一部分，以及在学习者有机会做出反应之前加入辅助。不论什么时候使用了辅助策略，必定要计划如何撤出辅助，以使学生后来会有独立反应。

接收性技能 (receptive skills)　听懂语言和遵从指示的能力。

强化 (reinforcement)　一个接在行为之后的结果，且此结果将会使未来该行为的出现率上升。强化的形式可以是正强化或负强化。

饱足 (satiation)　剥夺的反义词。因为孩子已经拥有足够的那一项强化物，以致该强化物失去了它的价值。

斯金纳 (Skinner B. F.)　行为实验分析的创始者，《语言行为》（1957）一书的作者。

命名 (tact)　标记或命名一个非语言的感官刺激，例如，物品、图片、形容词、地点、气味、味道、声音或感觉。

任务分析 (task analysis)　一个技能被分解成的许多步骤，这些步骤用来辨认和教导一件工作顺序中的各个问题。

不固定比率强化 (VR)　指的是每次给强化作用之间的正确反应的平均数字。

语言行为 (verbal behavior, VB)　任何涉及包含说话、手语、图片交换、指、写、打字及手势等等的沟通，也包括哭或展现其他问题的行为，这些行为企图获取注意力或物品，或逃避不想要的活动。

视觉执行 (visual performance)　包含配对工作、分类、积木设计及拼图的技能。

附录2　语言行为评估表

完成日期________/________/________填表人____________________

个案姓名________年龄________出生日期________/________/________

父母/监护人姓名____

手足姓名和年龄____

电话____________________电子信箱____________________

地址____

医疗记录

诊断（若知道）________________________诊断时年龄__________

您的孩子目前有上学和/或接受任何治疗或特殊服务吗？是□否□

若是，请列出学校名称或提供服务者，接受服务的地点和频率：

目前使用的药物：

过敏：

特殊饮食/限制：

描述进食和饮水的情况。请指出孩子是否可以自己饮食（为自己），喜欢吃什么质感/类型的食物。列出喝水的方法，是否用奶瓶或吸管杯：

描述睡眠的情况：

描述如厕的情况和问题：

语言信息

您的孩子使用过任何字吗？是□　否□

若有，请描述她使用的词汇总数，并举例：

若没有，孩子会发出咿咿呀呀的声音吗？是□　否□

若会，请列出您听过的声音：

要求评估

您的孩子可以用话(字)要求她想要的东西吗？如“饼干、果汁、球、推我”。是□　否□

若会，请列出孩子会用字要求的项目／活动：

若不会，孩子如何让人知道他想要什么？请划出答案：

手势□手指点□拉着大人□手语□图片□哭□直接抓取□

命名评估

您的孩子可以命名书里或闪卡里的东西吗？若可以，请估计一下孩子会命名多少东西，并尽可能列出 20 个例子：

仿说评估

孩子可以模仿您说的字吗？如您说："说'球'"，他是否可以说出"球"？他是否模仿句子？当您说"我爱你"时他会不会跟着说？

是□　　否□

你的孩子是否会说他从电影中背下来或您以前说过的话？

是□　　否□

若会，请描述：

交互式语言评估

您的孩子会接唱歌曲吗？例如，当您唱"蝴蝶，蝴蝶，生得真美____"时，孩子会唱出"丽"吗？若您唱"咿呀咿呀____"时，孩子可以接着"呦"吗？是□　　否□

请列出孩子可以接唱字或句的歌曲：

您的孩子会接续有趣或者功能性的句子吗？例如，听到"小熊____"时接着说"维尼"；或听到"你睡在一张______"这样的句子时，会接着说"床上"。是□　　否□

您的孩子会回答 5W 问句（没有图案或视觉线索）吗？例如，若您说"什么会在天空飞？"孩子是否会回答"鸟"或"飞机"？在要求下，他是否可以命名至少三样动物或颜色？是□　　否□

接收性语言评估

当叫他名字时，孩子是否有反应？

几乎总是□　　经常□　　有时□　　几乎没有□

若叫孩子去拿他的鞋或杯子，他是否可以听懂指示而不需要手势辅助？

几乎总是□　　经常□　　有时□　　几乎没有□

若让孩子拍手或站起来，他是否可以在没有手势的辅助下做到？

几乎总是□　　经常□　　有时□　　几乎没有□

您的孩子会不会碰触自己的身体部位，例如，当您说“摸你的鼻子”或“摸头”时？是□　　否□

若可以，请列出他不需要任何手势辅助就会碰触的身体部位：

模仿评估

若您告诉孩子“做这个”，他会不会模仿您拿着玩具做的动作。例如，若您拿一辆小车推前推后并说“做这个”，孩子是否可以模仿您？

是□　　否□

当您一边做一边说“做这个”时，孩子是否会模仿您的动作，如拍手或跺脚？

是□　　否□

当您一边说“做这个”，一边伸出食指或比出代表好棒的大拇指动作时，孩子是否会模仿您的这个精细动作？

是□　　否□

视觉技巧评估

若您告诉孩子“配对”，孩子可否将一模一样的实物配对？将一样的图片配对？将图片与实物配对？

是□　　否□　　不确定□

孩子可否完成符合他年龄发展的拼图？

是□　　否□　　不确定□

行为评估

您的孩子目前是否可以坐在桌前或地板上，和大人做一些简单的工作？是□　　否□　　不确定□

请列出任何孩子所表现出的行为问题（哭，打，咬，倒在地上，发出很大的噪音，打自己的头），请估计这些行为出现的次数（100 次／天，10 次／星期，1 次／天），并提供这些行为何时出现的例子。

描述一下你使用过什么办法控制这些行为，这些办法是否成功。

请列出其他建议或问题：

附录3　手语范例[①]

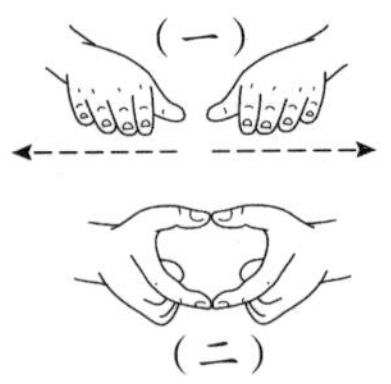	**苹果** 双手先平伸，掌心向下，向两边平行移动；然后双手拇、食指搭成圆形，如苹果大小。
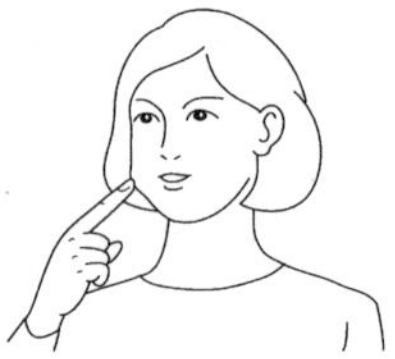	**糖** 一手食指指腮部，同时以舌头顶住腮部，使腮部凸起，如嘴里含有一块糖。
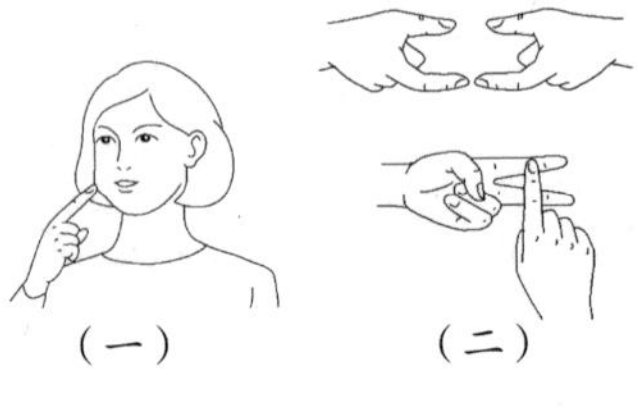	**甜饼干** （一）一手食指指腮部，同时以舌头顶住腮部，使腮部凸起，如嘴里含有一块糖。 （二）双手拇、食指先搭成长方形，然后左手食、中指与右手食指搭成“干”字形。

① 编注：附录 3 的词语根据《中国手语·修订版》（华夏出版社，2003）中的打法，与原书提供的美国手语范例有所不同。

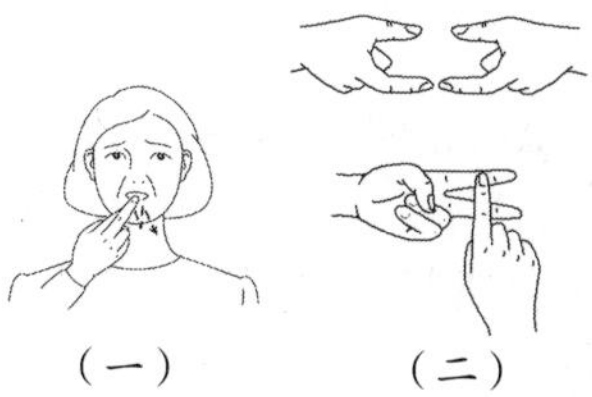

咸饼干

（一）一手打手指字母“X”的指式，并在嘴前上下微动，脸上流露出尝到咸味的表情。

（二）双手拇、食指先搭成长方形，然后左手食、中指与右手食指搭成“干”字形。

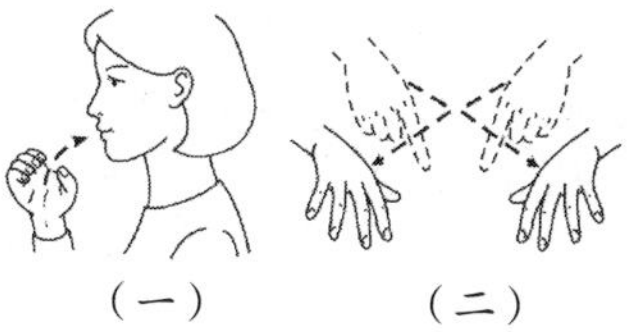

饮料

（一）一手虚握做喝的动作。

（二)双手食指指尖朝前，先互碰一下，然后分开并张开五指。

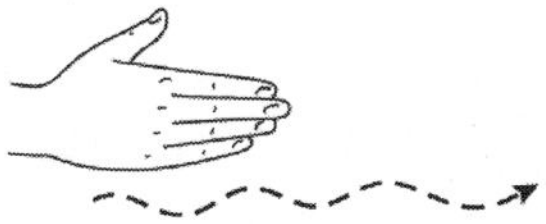

鱼

一手横立，手背向外，向一侧做曲线移动，如鱼游动状。

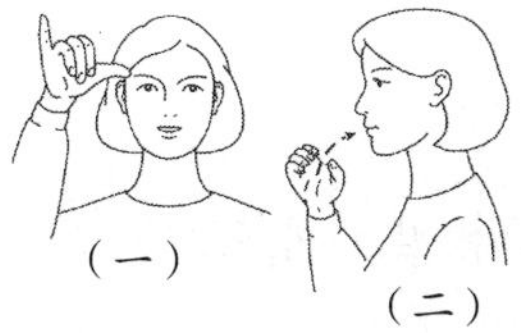

牛奶

（一）一手伸拇、小指，拇指指尖抵于太阳穴，小指尖朝前。

（二）一手虚握做喝的动作。

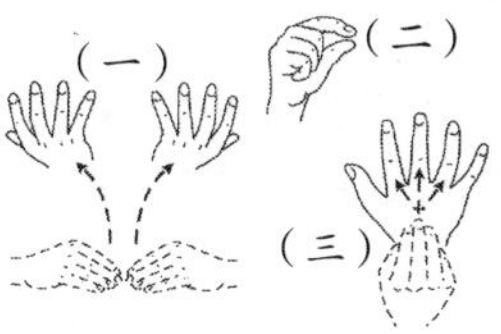

爆米花

（一）双手五指撮合，指尖相对，然后同时迅速向上弹起，放开五指。

（二）一手拇、食指相对，中间留有米粒大小距离。

（三）一手五指撮合，指尖朝上，然后张开五指。

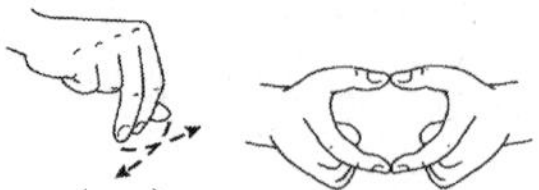 （一）（二）	**马铃薯** （一）一手拇、食、中指撮合，指尖朝下互捻几下。 （二）双手拇、食指搭成圆形。
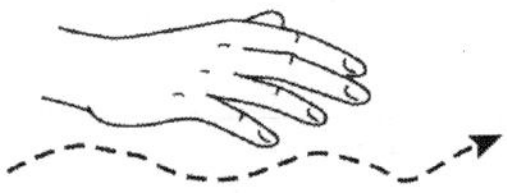	**水** 一手横伸，掌心向下，向一侧做波纹状移动。
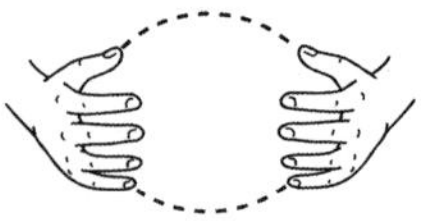	**球** 双手五指微曲，掌心相对，如球状。
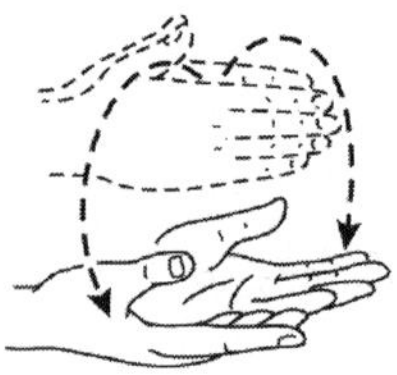	**书** 双手侧立，掌心相贴，再左右打开。
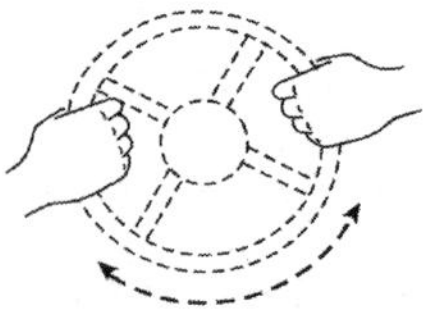	**汽车** 双手虚握，并左右转动几下，如握方向盘状。

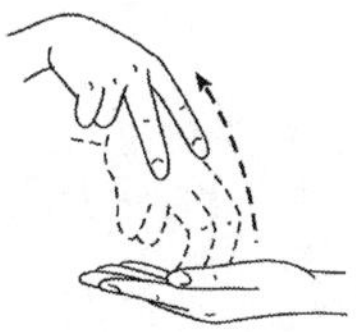

跳

左右横伸，掌心向上；右手食、中指指尖分开微曲，先立于左手掌心上，然后迅速向上弹起。

（可根据实际模仿跳的动作）

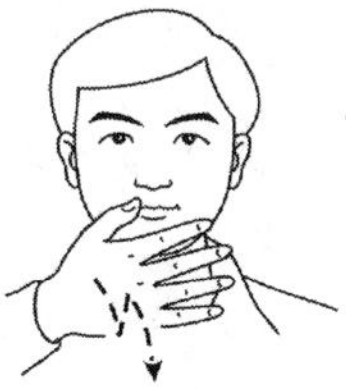

电影

一手横立，五指张开，掌心向内，在面前上下摆动几下，象征画面变化。

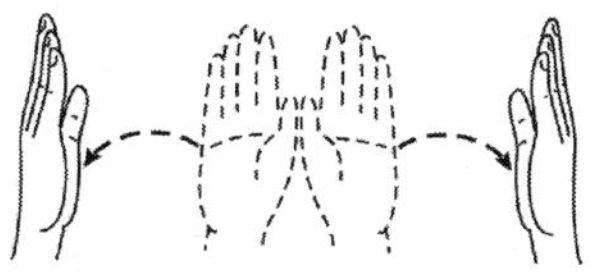

开

双手并排直立，掌心向外，然后向内转动 90 度，掌心相对。

（可根据实际模仿开的动作）

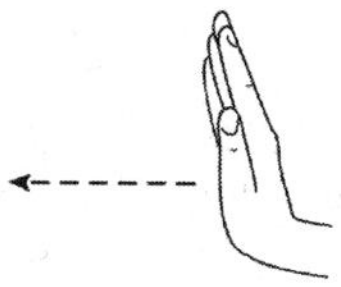

推

一手直立，掌心向外一推。

（可根据实际模仿推的动作）

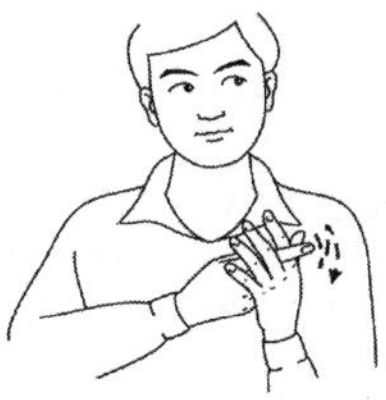

猜

左手直立，五指分开，手背向外；右手食指在左手食、中指指缝中点动两下，脸露思考状。

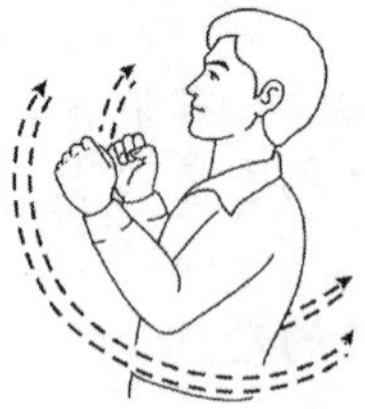	**荡秋千** 双手握拳屈肘，置于身体两侧，来回摆动几下，如荡秋千状。
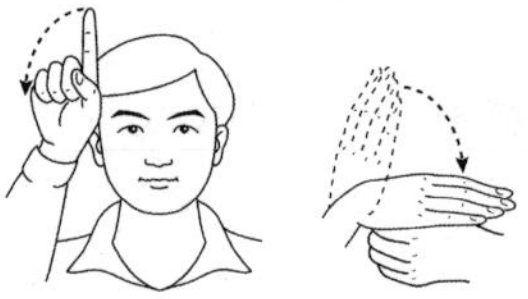 （一）　（二）	**马桶** （一）一手食指直立，虎口贴于太阳穴，前后微动几下，仿马的耳朵。 （二）左手五指虚握，虎口朝上；右手五指并拢直立，掌根贴在左手食、拇指处，向下压一下，模仿马桶盖。

附录4　技能追踪记录表

范例

儿童姓名：约翰尼

标准：连续 3 天的冷试探都是“是”

在已经熟练的各项技能的日期栏上标记“M”。列出还没熟练的技能，并记录开始教学日期和技能习得的日期。

技能：接收性指令

	目标	开始日期	习得日期
1	拍手	M	M
2	举手	6/ 5/ 06	6/ 10/ 06
3	摇头	6/ 5/ 06	6/ 24/ 06
4	点头	6/ 5/ 06	6/ 24/ 06
5	起立	6/ 24/ 06	
6	坐下	6/ 24/ 06	
7	敲桌子	6/ 30/ 06	
8			
9			
10			
11			

技能追踪记录表

儿童姓名：________________

标准：连续 3 天的冷试探都是“是”

在已经熟练的各项技能的日期栏上标记“M”。列出还没熟练的技能，并记录开始教学日期和技能习得的日期。

技能：______________________________

	目标	开始日期	习得日期
1			
2			
3			
4			
5			
6			
7			
8			
9			
10			
11			
12			
13			
14			
15			
16			
17			
18			

附录5　周试探记录表

范例

从每张技能追踪纪录纸中，选择 2~3 个目标。当开始教学此技能，在技能追踪纪录表上标记开始的时间，和技能习得的时间。

儿童姓名：________________开始的星期：________________

	语言操作	目标技能	星期一		星期二		星期三		星期四		星期五	
1	接收性	拍手	是	否	是	否	是	否	是	否	是	否
2	接收性	跺脚	是	否	是	否	是	否	是	否	是	否
3	接收性	起立	是	否	是	否	是	否	是	否	是	否
4	接收性	摸头	是	否	是	否	是	否	是	否	是	否
5	接收性	肚子在哪里？	是	否	是	否	是	否	是	否	是	否
6	接收性	摸鞋子	是	否	是	否	是	否	是	否	是	否
7	接收性	去找杯子	是	否	是	否	是	否	是	否	是	否
8	接收性	车子在哪里?	是	否	是	否	是	否	是	否	是	否
9	模仿	做这个（用双手摸头）	是	否	是	否	是	否	是	否	是	否
10	模仿	做这个（拍手）	是	否	是	否	是	否	是	否	是	否
11	配对	配对糖果(图片配图片）	是	否	是	否	是	否	是	否	是	否
12	配对	配对鱼（图片配图片）	是	否	是	否	是	否	是	否	是	否

（续表）

	语言操作	目标技能	星期一		星期二		星期三		星期四		星期五	
13	命名	这是什么？（饼干）	是	否	是	否	是	否	是	否	是	否
14	命名	这是什么？（荡秋千）	是	否	是	否	是	否	是	否	是	否
15	仿说	说“泡泡”	是	否	是	否	是	否	是	否	是	否
16	仿说	说“果汁”	是	否	是	否	是	否	是	否	是	否
17	交互式语言	蝴蝶，蝴蝶，生得真美 ____（丽）	是	否	是	否	是	否	是	否	是	否
18	交互式语言	三轮车跑得 ____（快）	是	否	是	否	是	否	是	否	是	否
19			是	否	是	否	是	否	是	否	是	否
20			是	否	是	否	是	否	是	否	是	否
21			是	否	是	否	是	否	是	否	是	否
22			是	否	是	否	是	否	是	否	是	否
23			是	否	是	否	是	否	是	否	是	否
24			是	否	是	否	是	否	是	否	是	否
25			是	否	是	否	是	否	是	否	是	否
26			是	否	是	否	是	否	是	否	是	否

周试探记录表

从每张技能追踪纪录纸中，选择 2~3 个目标。当开始教学此技能，在技能追踪纪录表上标记开始的时间，和技能习得的时间。

儿童姓名：________________开始的星期：________________

	语言操作	目标技能	星期一		星期二		星期三		星期四		星期五	
1			是	否	是	否	是	否	是	否	是	否
2			是	否	是	否	是	否	是	否	是	否
3			是	否	是	否	是	否	是	否	是	否
4			是	否	是	否	是	否	是	否	是	否
5			是	否	是	否	是	否	是	否	是	否
6			是	否	是	否	是	否	是	否	是	否
7			是	否	是	否	是	否	是	否	是	否
8			是	否	是	否	是	否	是	否	是	否
9			是	否	是	否	是	否	是	否	是	否
10			是	否	是	否	是	否	是	否	是	否
11			是	否	是	否	是	否	是	否	是	否
12			是	否	是	否	是	否	是	否	是	否
13			是	否	是	否	是	否	是	否	是	否
14			是	否	是	否	是	否	是	否	是	否
15			是	否	是	否	是	否	是	否	是	否
16			是	否	是	否	是	否	是	否	是	否
17			是	否	是	否	是	否	是	否	是	否
18			是	否	是	否	是	否	是	否	是	否
19			是	否	是	否	是	否	是	否	是	否

附录6　推荐书目[①]

1. 吕静主编 . 儿童行为矫正 . 杭州：浙江教育出版社，1992

2. [美] 克拉克著 . 姚梅林，姚枫林译 . 救助父母——处理儿童日常行为问题实用指南 . 北京：北京师范大学出版社，1997

3. 林正文著 . 儿童行为的塑造与矫正 . 北京：北京师范大学出版社，1998

4. [美] 克拉克著 . 姚梅林，庞晖，姚枫林译 . 救助情绪——处理常见情绪问题实用指南 . 北京：北京师范大学出版社，2002

5. 黄伟合著 . 儿童自闭症及其他发展性障碍的行为干预 . 上海：华东师范大学出版社，2003

6. [美] 米尔腾伯格尔著 . 石林等译 . 行为矫正：原理与方法（第三版）. 北京：中国轻工业出版社，2004

7. 陶国泰，贾美香主编 . 让孤独症儿童走出孤独 . 北京：中国妇女出版社，2005

8. 杨晓玲，蔡逸周主编 . 解密孤独症 . 北京：华夏出版社，2007

9. 甄岳来著 . 孤独症儿童社会性教育指南 . 北京：中国妇女出版社，2008

10. 黄伟合 . 用当代科学征服自闭症——来自临床与实验的干预教育方法 . 上海：华东师范大学出版社，2008

11. [美] 朗 • 里夫，约翰 • 麦克伊钦著 . 蔡飞译 . 孤独症儿童行为管理

① 编注：原书提供的参考书目都是英文的，此处给出的是国内已出版的部分与行为分析和孤独症有关的图书，供读者参考。

策略及行为治疗课程，北京：华夏出版社，2008

12. [英] 洛娜 • 温著 . 孙敦科译 . 孤独症谱系障碍：家长及专业人员指南 . 北京：北京大学医学出版社，2008

13. 刘昊著 . 孤独症儿童的行为治疗 . 北京：华夏出版社，2010

14. 李芳，李丹编著 . 特殊儿童应用行为分析 . 北京：北京大学出版社，2011

15. 郭延庆著 . 应用行为分析与儿童行为管理 . 北京：华夏出版社，2012

16. John O.Cooper, Timothy E. Heron, William L. Heward 著 . 美国展望教育中心译 . 应用行为分析（第二版）. 武汉：武汉大学出版社，2012

17. 黄伟合，贺荟中著 . 功能性行为评估与干预——如何应对特殊需要学生的问题行为 . 北京：华夏出版社，2013